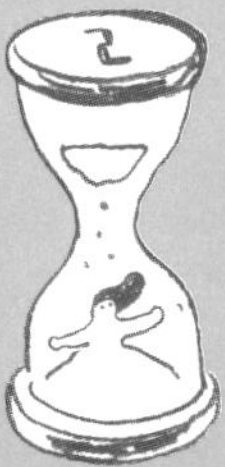

2 Minutes to
Confidence

2分間セルフケア

ブレない私をつくる

Everyday Self-Care to
Inspire
and
Encourage

コリンヌ・スウィート
佐伯花子 訳

Discover
ディスカヴァー

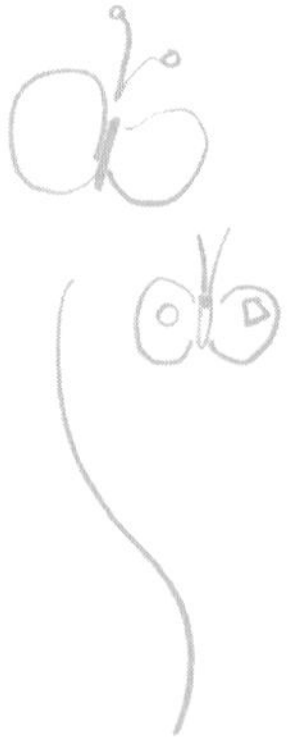

はじめに

「あなたは、どれくらい自分に自信がありますか？」

おそらく、ほとんどの人が、この質問に対して「あまりない」「少しある」「場合によってはある」と答えるでしょう。

あなたも、もっと自信をもちたいと思いつつも、何から始めたらいいのかわからないと思っているのではありませんか？

また、こんな疑問もあると思います。

「一体どうやって2分間で自信を深めるのだろう？」

本書には、あなたがすぐに自信をつけて、ストレスから解放されるための、日常生活に取り入れられる47のセルフケアが登場します。

心を鍛えることを目的としたものもあれば、体と心の両方を鍛えるものもあります。シンプルな瞑想やマインドフルネスのテクニック、また、クリエイティブで楽しいリラックス方法を集めました。そのため、本書は自信を失っているときに素早く簡単に行えるアドバイス集として役立ちます。

これらは実践すればするほど、より早い効果が期待できます。日々実践することで、あなたが、今のままの自分に満足できる「自信をもった」素敵な人になれることを願っています。

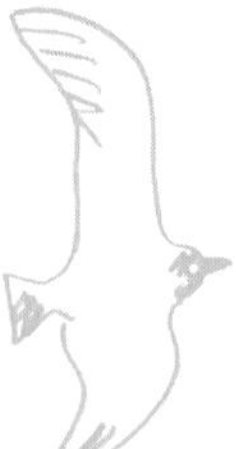

Contents

第6章 子育てに対する自信

第7章 人生に対する自信

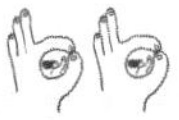

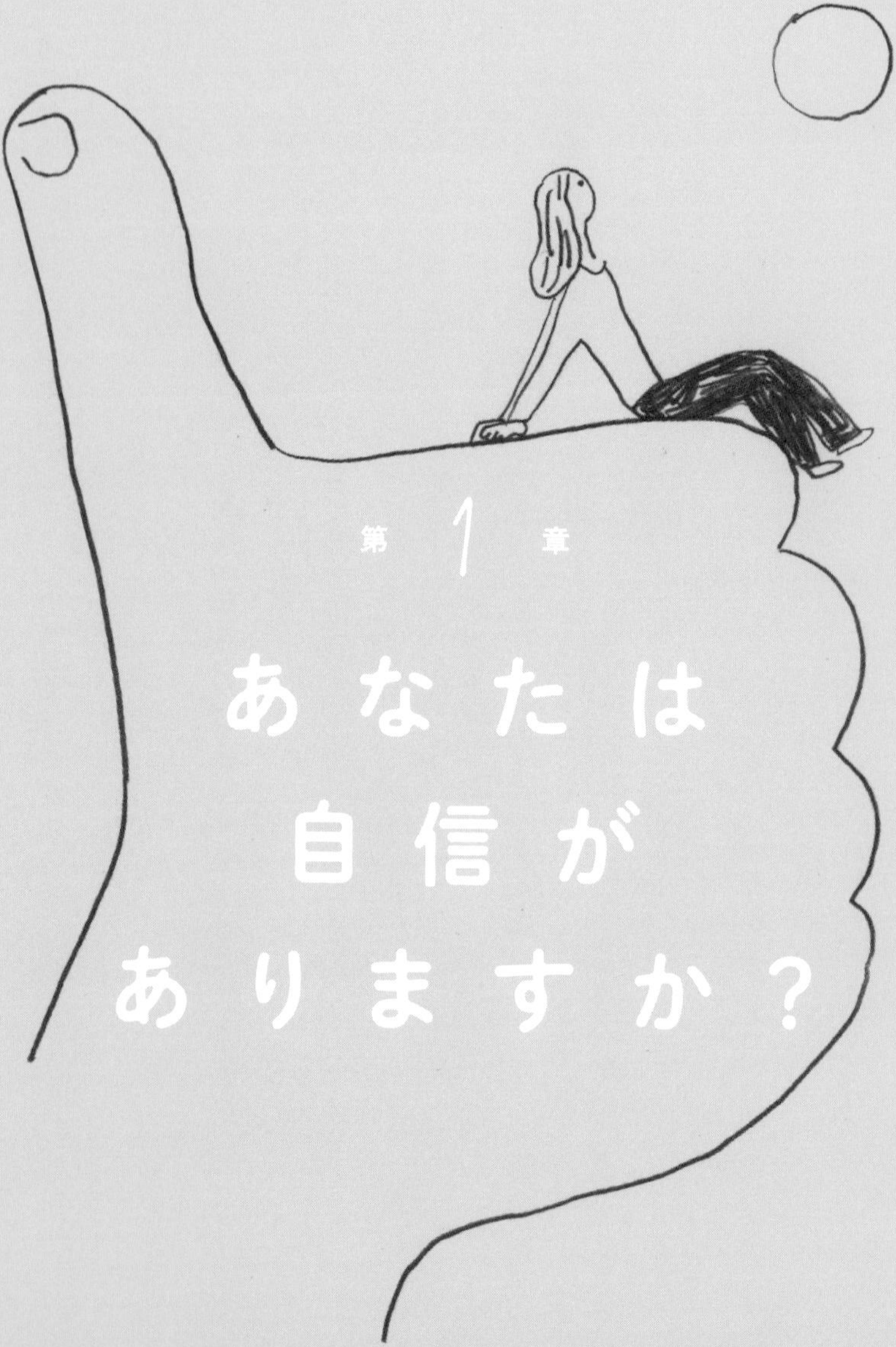

第1章 あなたは自信がありますか？

あなたは自分に自信がありますか?

どこでも、どんな状況でも、
慌てず、落ち着き、冷静でいられますか?

初対面の相手にも、ためらわずに
話しかけることができますか?

リスクを厭《いと》わず、
何にでも挑戦できますか?

スタイル、肌の色、髪質、身体能力などに
かかわらず、自分の体が好きですか?

緊張することなく、自然に、誰かを遊びに
誘ったり、友達をつくったりすることが
できますか?

突然のお願いでも、
人前でスピーチをすることができますか?

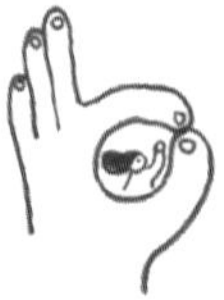

自信とは何か？

自信：困難に立ち向かうために、自分を信じ抜く力のこと。
自分を信じる気持ちを表明し、
成功を手にするために行動すること

本当に自信がある人は、柔軟で、リスクを恐れず、多少のことでは動じず、何が起きても自分で対処することができます。

新しいものを試し、挑戦することを楽しみ、たとえ困難に直面したとしても動揺することはありません。

生まれつき自信のある人もいますが、本書を手にされているあなたは、そうではないと思います。でも、どうぞ安心してください。

自信は人生経験を通して身につけ、深めていくことができるのです。

自己肯定感と自信の関係

自己肯定感と自信はよく混同されるので、それぞれの意味を明確に理解しておくことが重要です。

自己肯定感：人が自分自身に対して抱く漠然とした感情。自己を愛し、許し、そして肯定的に受け入れること

自信が深まるにつれ、自己肯定感が自然と育まれるということもあります。

目標を達成したり何かを成し遂げたりすると自分を誇らしく思い、それによって自分自身をより好きになるということがあるでしょう。自信が深まるにつれて自己肯定感が自然と育まれるというのは、そういうことです。

あなたは内向型？　外向型？　両向型？

一般的に人は、次の3つの性質に分けることができます。

外向型：他人との関わりを得意とする人
内向型：他人と接したり、友達をつくったり、
　人前で話すのが苦手な人
両向型：内向的な側面と外向的な側面を併せもつ人

意外に思われるかもしれませんが、内向的な人の多くは、自分の知識やスキルに陰ながら自信をもっています。対して外向的な人は、過剰な自信をもっているように見えて、実際には小心者だったりすることがあります。

自分の中の内向性、外向性、または両向性について考えておくことは、自信をつけるうえで役に立ちます。あなたはどのタイプですか？

ポジティブな自己イメージを築こう

心理療法士として仕事をしていると、自信をつけようと悪戦苦闘しているたくさんの人たちの姿を目にします。

私の役割は、人々が自信を損なうようなネガティブ思考に陥るのをやめるよう、手を貸すことです。そのために、定期的にクライアントと対話をしています。小さな変化の積み重ねを通して、人々が自分に対してポジティブなイメージを築けるよう努めています。

各章の後半では、私自身が長年にわたって心理療法士として活動してきた中で、自信を失っているときにとても効果的だと感じた「セルフケアの方法」を紹介していきます。

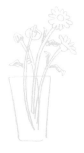

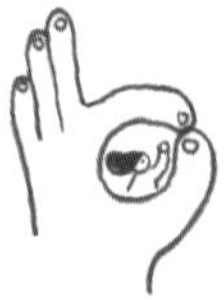

自分を高め、磨くセルフケア

セルフケア：自己を認識し、自分の感情と向き合い、
自分にとって必要なものに気づくこと

あなたが逆境に見舞われたとき、立ち止まって自信をつけるには、自分のことを十分に理解していなくてはなりません。

緊張、ストレス、疲弊感、消耗感を覚えたとき、あるいは極度に興奮したり、失意に陥ったり、自己破壊的な状態にあるときには、それを自覚することが大切です。

リラックスして自分を見つめ直し、前向きになれる行動をとりましょう。

それこそが、セルフケアの本質なのです。

あなたを変える魔法の2分間

脳を2分間休ませるだけで、心と体は元気になり、リセットされます。そうすると、あなたの人生も好転するのです。

2分間の脳の休憩を毎日数回行うと、筋肉の緊張、頭痛、胃腸の不調、そしてストレスなどが全面的に和らぐという研究結果もあります。

深呼吸をし、ストレスから一時的に解放されると、エンドルフィン、メラトニン、成長ホルモン、オキシトシンといった気分が良くなる物質が脳内に分泌されます。そうすると、心が穏やかになり、落ち着くのです。

また、血液や脳に酸素を送り込むことで、活力がみなぎり、新たな課題に立ち向かう気力が湧いてきます。

そのため、2分間脳を休ませることで、あなたは目の前の出来事に積極的に取り組めるようになるのです。

セルフケアの習慣をつける

セルフケアは、付け焼き刃のものであってはなりません。私たちにとって不可欠であり、生活に定着させなくてはならないものです。水をたくさん飲んだり、歯を磨いたりするのと同じように、習慣にする必要があります。

実際に、ちょっとしたセルフケア・トレーニングを習慣づけることで、セルフケアは生活の一部になっていきます。

まずは、「セルフケア」を行うことを自分に許可しましょう。セルフケアは時間の無駄ではなく、あなたにとって不可欠で救いとなるものだからです。

どこでだって自信はつけられる

「2分間の休憩」のメリットは、場所や時間を選ばないところです。座った状態や横になった状態、歩きながらや列に並びながら、あるいは車の後部座席、タクシーや飛行機、電車の中でも行えます。面接の待ち時間に、ソファの上で、ビーチで、ベンチの上で、トイレで――要するに、どこででもできるのです（もちろん、運転中や機械の操作中は除きます）。

誰だって、1日に何度か脳を休める時間が必要です。「もう我慢できない」「限界だ」と感じたら、意識的に手をとめて、しばらく違うことをしてみましょう。

意外かもしれませんが、物事を無理やり推し進めようとするよりも、手をとめて休憩をはさむほうが、より効果的に目標を達成できます。

自信をつけるための自己暗示

さまざまなセルフケアの中でも効果が高いのが「ポジティブな自己暗示」です。これは、自信をつけるうえで大切な役割を担います。

自己暗示は潜在意識に働きかけますが、その狙いは自分を批判しようとする意識を回避することです。

「私ならできる」という考えを脳に植え付け、自己破壊的な考えをもたらすネガティブ思考を断ち切ります。

面接やプレゼン、スピーチなど、緊張するであろうことが予測できる場合、自己暗示の言葉を繰り返し、心の準備をしておきましょう。

鏡の前でも、ベッドに横になってでも、電車の中でも、どこでも行うことができます。脳にメッセージが送られ、新たな神経回路が構築されます。

これから紹介するいくつかのセルフケアを組み合わせることで、あなたは自分の能力や可能性を信じられるようになるでしょう。

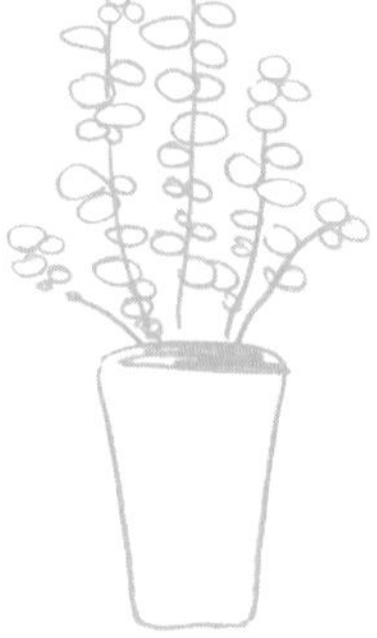

2分間セルフケア

1
「私は自分が大好き」

Affirmation

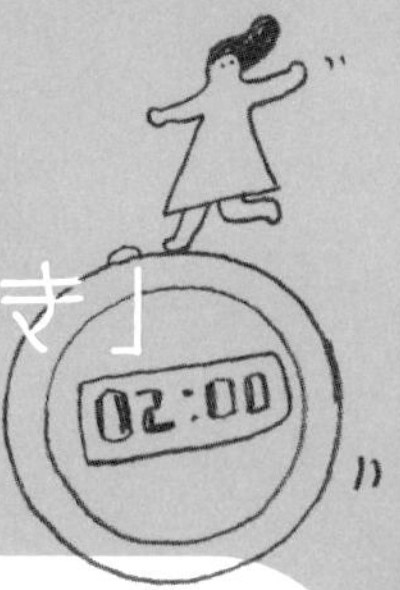

鏡に映る自分や、写真の中の自分を見つめる時間をつくって、明るく自分にこう言ってあげましょう。

「私は素敵、私はチャーミング。私は自分のことが大好き」

バカバカしいと感じたり、自己嫌悪に陥ったりするかもしれませんが、そうしたネガティブな感情や思考には蓋をしてください。

これを少なくとも6回は繰り返しましょう。そうしたら深呼吸をし、ニッコリと笑って、もう6回繰り返してください。

さあ、どのような気分になりましたか？

2分間セルフケア

2

鏡よ、鏡

Affirmation

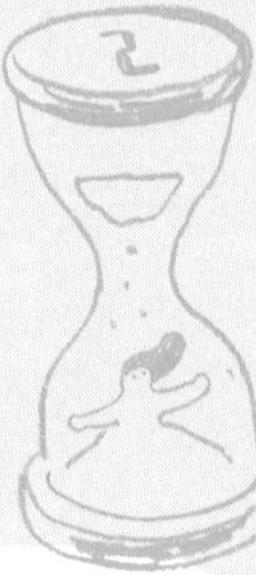

鏡を覗き込み、映し出された自分に向かって、笑顔で言ってみましょう。

「私の未来はこのうえなく明るい」

口に出すと、どのような気分になりますか？

その言葉を受け入れる、否定する、笑う、不快に思う、反論する――さあ、どれでしょうか。

ネガティブな反応はすべて無視して、笑顔のまま今度は確信をもって言ってみましょう。

これを6回以上繰り返します。

このセルフケアを1日に何度か行い、自分に対する気持ちの変化に意識を向けてください。

自己暗示に使いたい言葉

「私はあらゆる面で、十分に自信をもっている」

「私には居場所がある」

「私は自分の考えに自信がある」

「私は自分のするべきことがわかっている」

2分間セルフケア

3

パワーストレッチ

Energizing exercise

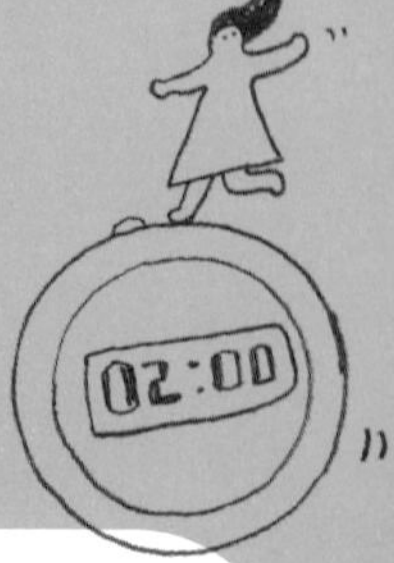

「オフィスにこもりきり」
「今日もバタバタで大変」
そう感じたときは特に、いったん手をとめてください。
そして、誰もいない場所を見つけましょう。

立ち上がり、両足を腰幅に開きます。
両腕を高く上げ、天井に向かって伸ばしてください。
「アー」「ウー」と、喉を鳴らして大きな声を出しましょう。
次に右腕を伸ばしながら「アー」「ウー」と声を出してください。
左腕も同様に行います。
これを6回繰り返したら、腕と脚をブラブラと揺らしましょう。

2分間セルフケア

4

呼吸を意識する

Meditation Exercise

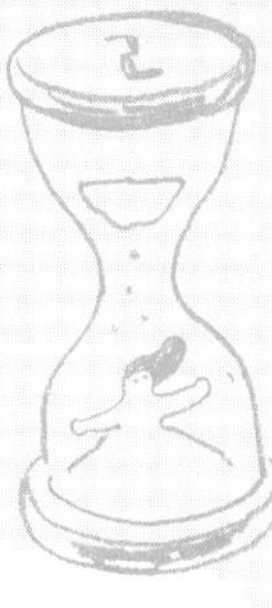

スマートフォンの電源を切りましょう。
楽な姿勢で目を閉じ、眉間に意識を集中させます。
息を吸うときにお腹を膨らませ、息を吐くときにお腹をへこませます。
息を吸ったり吐いたりする間、額の裏側に意識を集中させてください。
雑音を追い払い、呼吸に合わせて顎の力を緩めます。
肩の力を抜き、両足が地面を触っている感覚を味わいます。
そのまま、徐々に呼吸を深めてください。
しばらくしたら、目を開けて、仕事や家事などの活動を再開しましょう。

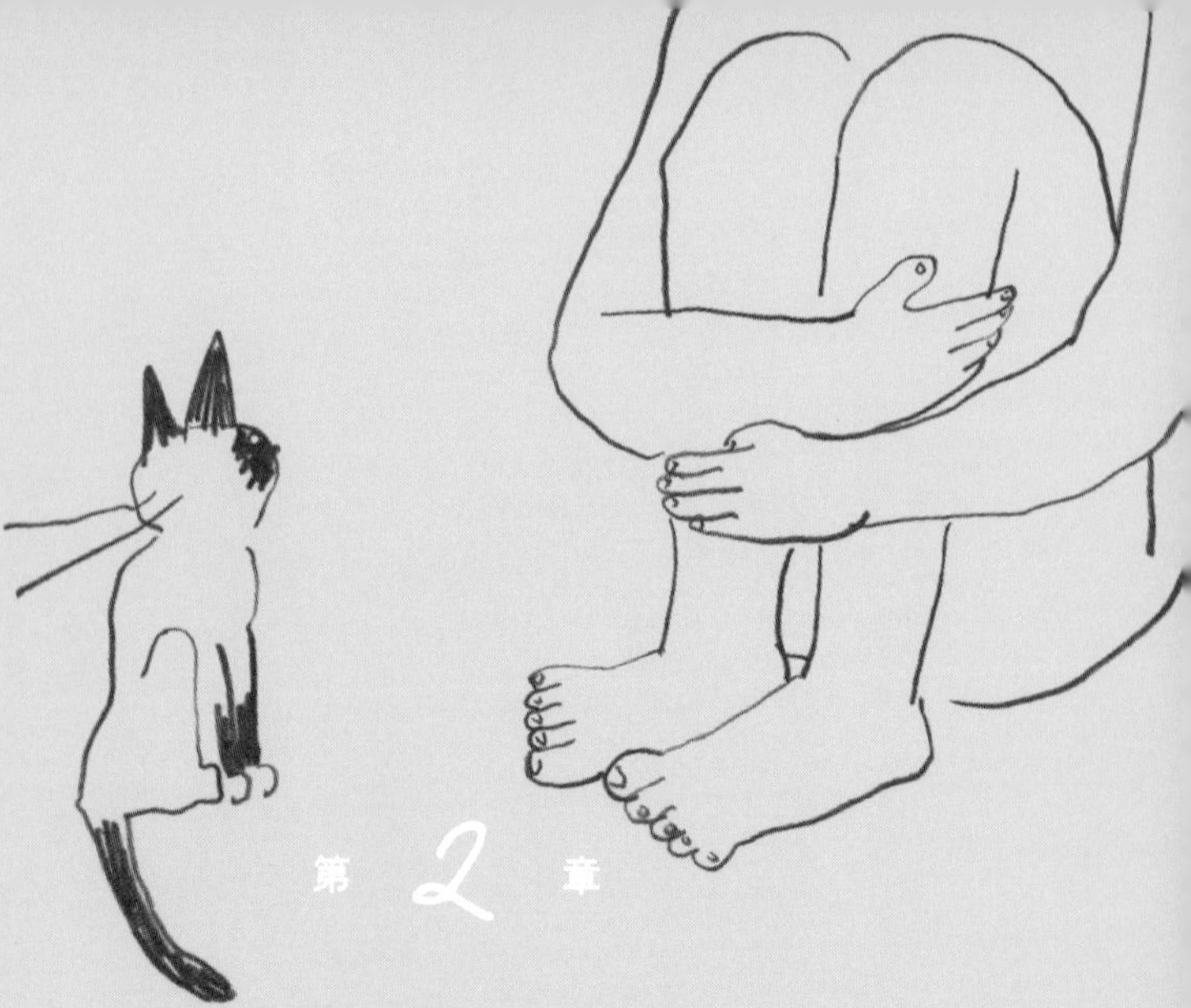

第2章

体に対する自信

自分自身にこう問いかけてみましょう。


「自分の体が好き?」

「自分の見た目に自信がある?」

「見た目について悩むことが多い?」

「完璧でありたいと思う?」

「自分のためにたくさんの時間や努力、
お金を払っている?」

「自分のファッションやスタイルに満足している?」

「いつも自分を批判し、誰かと比べていない?」

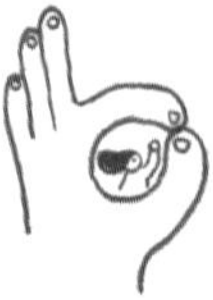

あなたはあなたのままでいい

体に自信をもつ＝ありのままの自分を心地良いと思うこと

つまり、体形、体重、肌の色、身長などにかかわらず、自分の体を好きになることです。ファッションは関係ありません。服を着ていても、着ていなくても、どんな状態でも自分を直視し、好きになることはできます。

自分の個性や欠点を受け入れ、「これが私、これが私の姿」と言えること。それが、自分自身を心地良いと思えることなのです。

自分の体に自信をもつには、「私は海やプールで水着を着てはしゃいだり、ドレスアップしてパーティーへ行ったりするにはふさわしくない。おしゃれしたって仕方がない」といった自虐的な考えを遮断することが重要です。

誰かと比べることはやめましょう。自分が劣っているという考えを捨てましょう。

「私はこのままでいい」

「私は自分の容姿が気に入っている」

そう言って、胸を張るのです。

完璧であろうとするプレッシャー

私たちは、完璧であることがかつてないほど重要視される時代に生きています。

英国のメンタルヘルス財団（Mental Health Foundation：https://www.mentalhealth.org.uk/）が2019年に行ったアンケート調査によると、英国に住む成人のうち5人に1人がSNSなどのソーシャルメディアにおける自身のイメージについて悩み、8人に1人がそのせいで自殺を考えたことがあるそうです。米国不安憂鬱協会（Anxiety and Depression Association of America：https://adaa.org/）が2020年に行ったアンケート調査では、米国人のうち50人に1人が身体醜形障害（32ページ参照）を抱えているといいます。

これには親の影響が非常に強く反映されるという研究結果もあります。

つまり、自分の体に対する自信のなさは、子どもにも受け継がれる可能性が高いということです。

メディアの影響

多くのファッション誌では、美しい体を手に入れることをテーマにした記事にたくさんのページが割かれ、有名人や一般人のスタイルに関する情報が載せられています。

しかし、人間には欠点や個性が付きもので、完璧を手に入れるということは不可能です。それにもかかわらず、私たちのまわりには、「美しくなければならない」というメッセージが溢れています。そして、それらを意識しすぎるあまり、私たちは自らを否定的にとらえるようになってしまいました。

私たちは、モデルや俳優などの芸能人やインフルエンサーといった有名人に対して憧れを抱きがちです（とはいえ、彼女たちのようにお金があり、サポートしてくれる専門チームがいるわけではありません）。さらには、極端に修正された画像にだまされ、完璧に見える他人をうらやんでは自己を批判してしまいます。

こうした感情は、まだ発達過程であり自我を形成している最中の幼少期、10代、20代の若者には特に悪影響を及ぼします。

また、自分が歳を重ねる一方で、若さを保っている人たちを見るとつい比較してしまい、「あの人たちにはシワや贅肉がないのだろうか」と自己嫌悪に陥ってしまいます。

他人と比べると不幸になる

「自分を他人と比べると不幸になる」というのは、心理学ではよく言われることです。何らかのかたちで相手をうらやむたびに、あなたの心は傷つき、自信が損なわれます。

他人、あるいは実現不可能な（しかも歪んだ）理想像と比べるよりも、自分の容姿や体の良いところを大切にするほうがはるかに重要です。

「自分はスタイルが悪い」「自分の体には欠点がある」と思い込んでいる人はたくさんいます。

社会が定める「魅力的」「美しい」「標準」といった概念は非常に抑圧的で、そのために多くの人が生まれもった体に大きな不満を感じています。

中には、「私は醜い」との思い込みが強すぎて、身体醜形障害を患う人もいます。

身体醜形障害とは、自分が「太っている」「不格好だ」と思い込んだり、実際の姿とは違うように見えたりすることです。事実を大きくねじ曲げ、無意識のうちに自分を卑下し、結果として自分のことが嫌いになってしまいます。

こうした考えは自己肯定感を奪い、自信を喪失させ、精神的ダメージを与えます。

しかし、少しずつではあるものの、社会状況は変わり始めています。

プレッシャーによる苦痛を訴える人たちが出てきたからです。

「ボディ・ポジティブ」運動

人はみんな違い、それぞれに個性があります。

そのため、完璧な体を求めることに対抗するかたちで「ボディ・ポジティブ」運動が（主に女性の先導で）世界的に広がりました。ようやくメディアなどで、障害をもつ人たちやさまざまな体形や肌の色の人たちが取り上げられるようになったのです。

昨今では、バービー人形も多様性を取り入れて変化しています。

こうした動きは、自分の容姿、体格、身体能力、肌色を受け入れ、個性を認めるうえで大きな意味があります。

私は私

近年、生まれもった性別（男性または女性）に疑問を抱く人たちや性的な思考を一つに定めない性的流動性（セクシュアル・フルイディティ）について議論が巻き起こっています。

性自認に関する考え方は「ボディ・ポジティブ」運動でも重要な部分を占めています。

また、ソーシャルメディアを通じて個人による発信が大量に行われることで、この問題は多くの人に知られるようになりました。

結果として、この話題はオープンに扱われることが望まれるようになりましたが、それを心地良いと思わない人もいれば、余計に悩んでしまう人もいます。

自分は何者か、そして自分をどう認識するか。

こうしたことを考える時間はとても大切です。

それには、個人セラピーやグループセラピーも大いに役立つでしょう。

「自分の存在」「自分がどう見られているか」「自分が思っている自分」を堂々と受け入れることは個人の問題であり、かなりの時間を要することもあります。焦らなくていいのです。ゆっくり、じっくりと向き合っていきましょう。

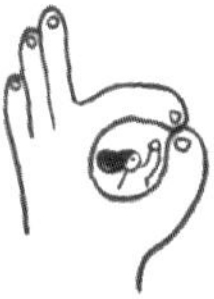

自分の体を受け入れる

自分の体に自信をもつには、ネガティブな行動パターンや思考をやめて、代わりに自分を温かく受け入れる姿勢をとる必要があります。

ありのままの自分や自分の体を受け入れ、愛することに集中しましょう。

比べることをやめる

他人と比べることをやめれば、自分の体に対する自信が育まれます。ありのままの自分の体を受け入れ、愛することが重要なポイントです。そのためには、自分を卑下したり、自分や自分の体で笑いをとったりすることをやめましょう。

自分を尊重することが大切です。自分自身に対して優しさと思いやりをもち、セルフケアを中心としたボディメンテナンスを取り入れましょう。

自分に優しくする

自分を慈しみながら、身だしなみを整えてください。

髪の毛、肌、歯、清潔さなどに気を使い、気分が上がる格好をしましょう。自分らしさを確立し、良い香りを身にまとい、個性を表現するのです。

食事にもしっかりと気を使い、良いものだけを体に入れましょう。

ただし、過剰なこだわりや執着はもたないでください。栄養バランスを重視した、健康的な食生活を心がけ、アルコールの摂取はほどほどにしましょう。たばこは重大な健康被害をもたらすのでやめることが望ましいです。また、依存性が高い鎮痛剤などを服用する際には注意を払ってください。

健康に気を使い、歯科検診、眼科検診、健康診断などは定期的に受けて、問題には早めに対処することが大切です。

疲れたら休憩し（短時間の仮眠も非常に有効です）、体力を回復させるための時間をつくりましょう。私たちには「自己治癒力」という素晴らしい力が備わっています。

自分らしくアピールする

体に自信をもつということは、必ずしも体を見せびらかすことではありません。欠点を含め、ありのままの自分を愛し、受け入れることです。

ここ数十年で、女性は自らの道を切り開き、あらゆる分野で自信をつけてきました。秘めた自信、協調性に対する自信、能力に対する自信、そして、常にマルチタスクをこなすことで生まれてくる自信です。

派手で競争性のある男性的な手法を真似たり、規定のやり方を踏襲したりしなくても、自信をつけることはできます。昨今では、男女とも新しいスタイルに挑戦し、これまで以上に自分をアピールするようになり、男女の境界線がしばしば曖昧になっています。

自分らしく個性を表現することが、本当の自信につながるのです。

自分の見た目も中身も受け入れる

あらゆることが見た目で判断されるように感じることがあるでしょう。体に対する自信をつけるには、自分の見た目も中身も受け入れられるようになることが、何より重要です。

たとえば、建設中の建物で考えてみましょう。私たちから見えているのは、建物を囲む足場です。しかし、足場だけでは、建物は成り立ちません。建物が自立するのは、しっかりとした構造があってこそなのです。

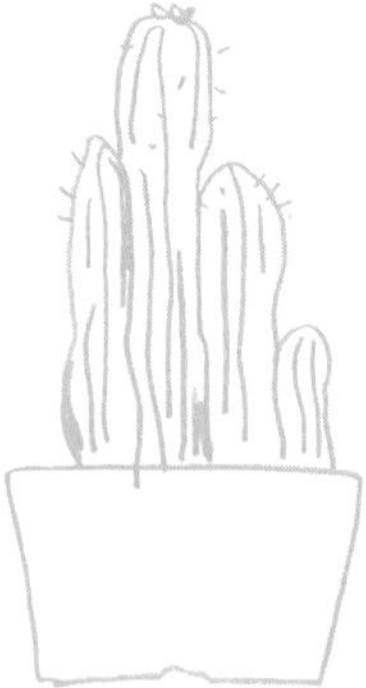

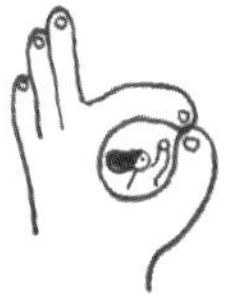

自分の体のすごさを知る

私たちは、自分の体に対する感謝を忘れがちです。

人間の体は、例外的な進化を遂げてきた素晴らしいものです。

ほとんどの人は走ったりジャンプしたり、動いたり踊ったり、登ったり泳いだりすることができます。歌ったり、遊んだり、愛を伝え合うこともできます。新たな生命を生み出し、育てることだってできるのです。

自分の体の限界を探究する

人間の体は観察、探究のしがいがあります。

スポーツ好きの人は、自分の体やその能力を多様な視点から探究することに慣れているかもしれません。しかし、デスクワークに従事し、山積みの仕事を抱え、体を動かす機会に恵まれない人も大勢います。

何をすればいいかわからないという人もいます。それならば、子どもの頃にやっていたスポーツをもう一度始めてみるのはいかがでしょう。大会に出るまではしなくても、趣味として軽くダンスステップを踏んでみたり、友達とボールを蹴っ飛ばしたりして楽しむことはできます。

体を動かして、自分が楽しめるアクティビティを見つけましょう。

新しいことに挑戦する

自分自身を高めるために、バンジージャンプ、スカイダイビング、ラフティングなどの過激なアクティビティに挑戦する人もいます。つまり、恐怖に直面して、自分の体の強さや能力を探究し、新しい何かを達成するのです。ほかにも、スノーボードやインラインスケートの習得、船の操縦といったスキルを身につける人もいます。

何をするにしても、病気や長期にわたるブランクのあとで運動を再開する、あるいは障害を抱えていて身体能力や健康状態を考慮する必要がある場合は、病院を受診して体調に問題がないことを確認してから行ってください。

新しいスキルを身につけたりスポーツを始めたりすることは、日々のストレス解消にとても有効です。

さらに、自分の体の可能性を探るうちに自信がつきます。そのご褒美として爽快感、自信、至福の喜びを得られます。

声を出す

研究によると、歌うことで脳内に多幸感をもたらすエンドルフィンが分泌されるということ、また、合唱団に所属しない歌手よりも所属する歌手のほうが人生に対する満足度が高いということがわかっています。

楽器を練習したり一緒に歌ったりするのと同様に、合唱団やアマチュアの演劇、または音楽グループに参加することは、自信を深めるためにとても有効な手段です。

いずれの手段でも、自分を理解し、自分の体を最大限に使いこなす方法を知ることができます。

2分間セルフケア

5
自分に投げキッス

Practical exercise

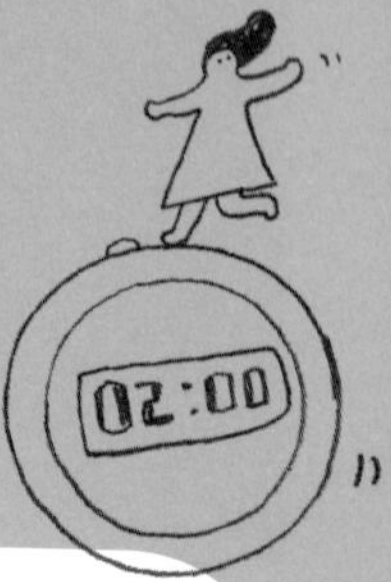

誰もいない場所で、大きな鏡を覗き込んでみましょう。

服は着ていてもいなくても大丈夫です。

自分の姿をしばらく見つめたら、鏡に映った自分に向かって温かい気持ちで投げキッスをしてください。

バカバカしいと感じるかもしれませんが、笑顔を浮かべてもう一度。さらにもう一度。何度か笑顔で自分に投げキッスをしてみましょう。

大きな鏡がなければ、手鏡でもかまいません。これは、緊張しているときなどに、すぐに効果的に自信を深めることができるおすすめの方法です。

2分間セルフケア

6 自分の体を愛する

Affirmation

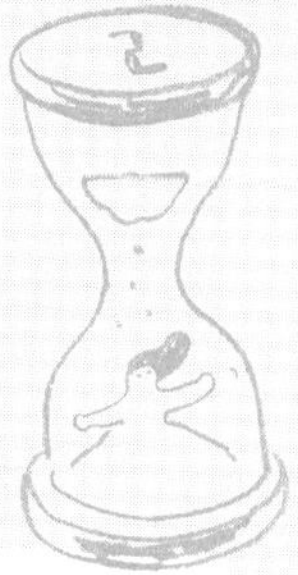

服を脱ぎ、鏡の前に立ちます。
鏡の中の自分を見て、こう言いましょう。

「私はこのままの自分が好き」

次に、自分の体について好きなところを３つ以上見つけて、
その箇所を見たり触ったりしてください。
「私はこのままの自分が好き」という言葉を繰り返すたびに、自己評価が高まっていきます。自分を受け入れることは何よりも大切なのです。

2分間セルフケア

7

「ポジティブ・ハンド」トレーニング

Writing exercise

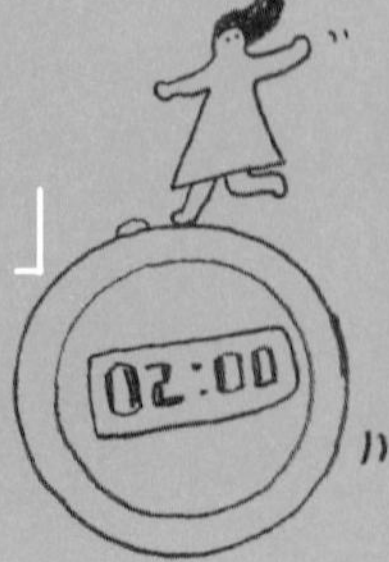

紙とペン（鉛筆）を用意してください。

片方の手の指を広げた状態で、手のひらを下にして、紙に置きます。ペンで手の輪郭をなぞってください。

描いた手形の中に、自分の体について気に入っていることを書き出していきましょう。

手形の外には、自分の体について他人から褒められたことを思い出せる限り書き出してみましょう。

自分が気に入っていることと、他人から褒められたことで重なることはありますか？

この紙は、部屋の壁に貼るか持ち歩いてください。そうすれば、自信をなくしたときに、自分の体の良いところを思い出せます。

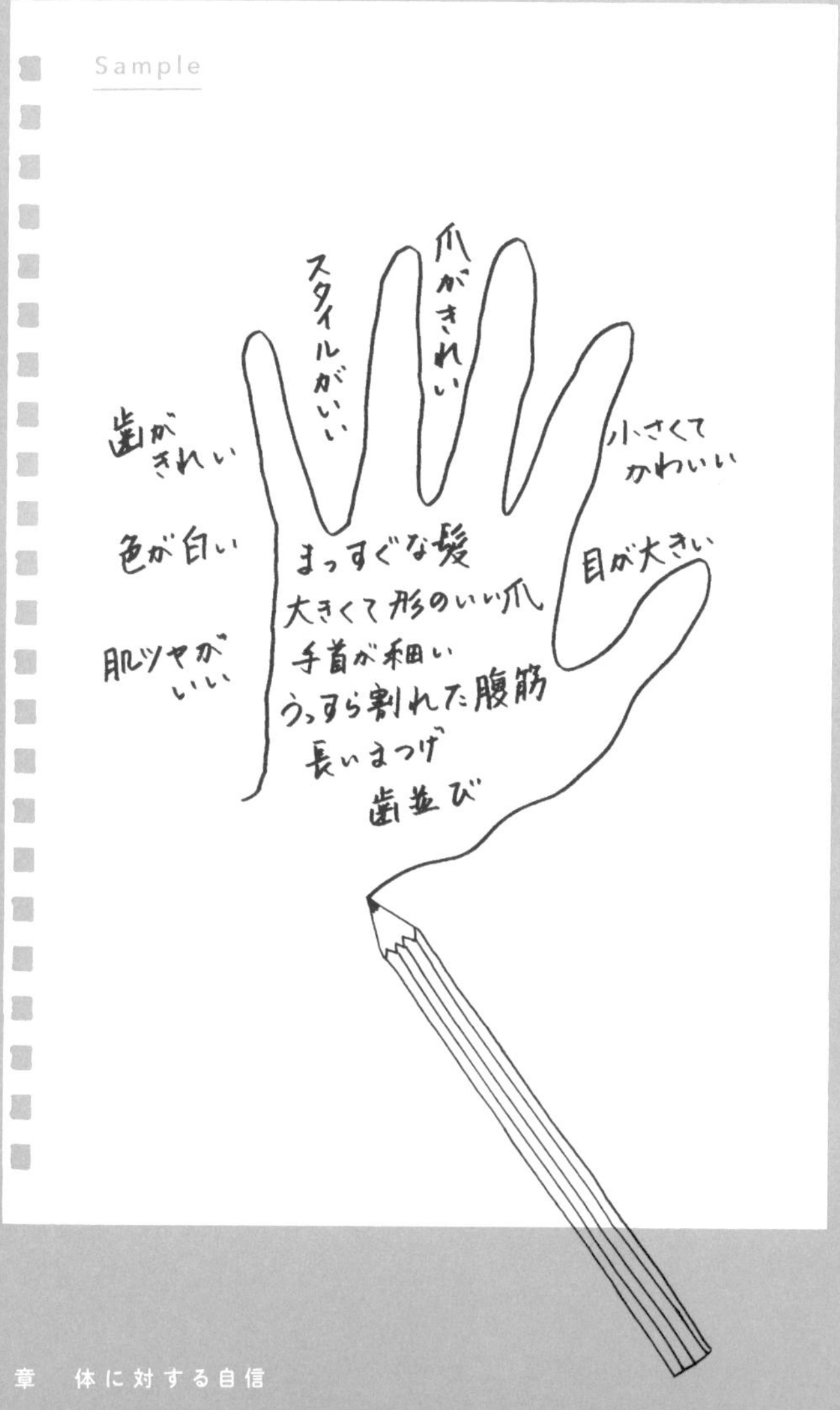
Sample
爪がきれい
スタイルがいい
歯がきれい
小さくてかわいい
色が白い
まっすぐな髪
目が大きい
大きくて形のいい爪
肌ツヤがいい
手首が細い
うっすら割れた腹筋
長いまつげ
歯並び

2分間セルフケア

8

自分との対話

Practical exercise

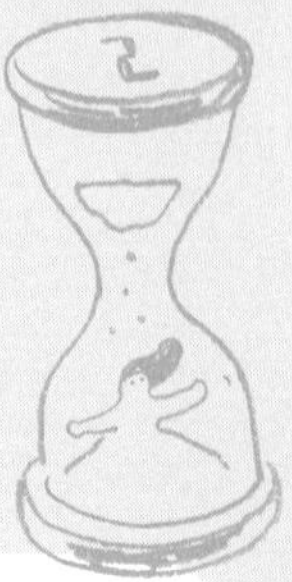

誰もいない場所で鏡に映る自分をしばらく見つめ、ありのままの自分と向き合ってみましょう。自分に次のように問いかけ、答えをメモしてください。

「私は自分自身をどのように思っているのだろうか？」

「私はどのようなグループに属しているのだろうか？」

「私はどのような人間だろうか（白人、混血、有色人種、障害者など）？」

「私は自分の体をどのように思っていて、それが自信をもつことにどう影響しているのだろうか？」


答えを見て、本当の意味で自分に満足するために必要なサポートがあれば、それが何であるかを考えてみましょう。

2分間セルフケア

9

パワートレーニング

Practical exercise

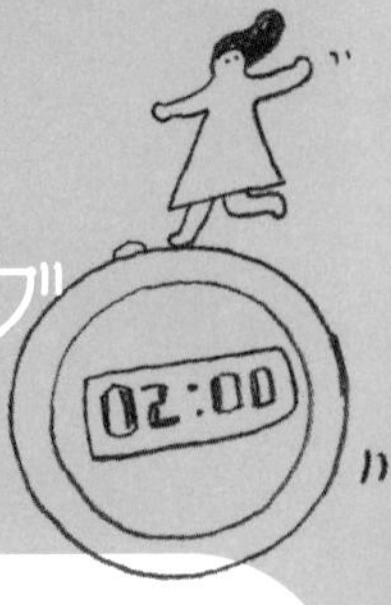

一人でいられる場所で行ってください。
背もたれのついた椅子やソファで「大股座り」をします。
自信に満ちたポーズで両脚を大きく開き、足の裏をしっかりと床につけましょう。
空間をなるべくたくさん使ってください。
効果を高めるには、両腕を椅子の背もたれに向かって広げましょう。
そうしたときに味わう気分を楽しんでください。
自分が自信に溢れた強い人間だという思いにふけってみます。
1～2分間そのままでいてください。
リラックスして、どのような気分になったか考えてみましょう。

2分間セルフケア

10

音を探究する

Practical exercise

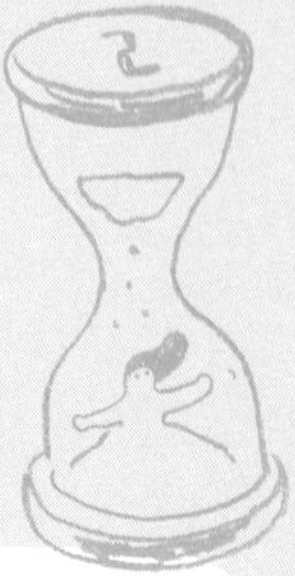

一人で、あるいは仲の良い友達やパートナーと一緒に行ってください。

部屋の隅に立ち、誰かと一緒に行う場合は、相手に部屋の反対側に立ってもらいます。

頭の中で、音量を10段階に設定してください。数字が上がるほど音量も上がります。

そうしたら、

「私は生きている」

「私は幸せ」

「私は自分の体が大好き」

といったフレーズを思い浮かべてください。

息を吸って、そのフレーズをレベル1～3の音量で囁《ささや》きます。

次に、両手のひらをみぞおちに当て、レベル5の音量で同じフレーズを口に出します。

どのような気分になりますか?

振動を感じますか?

もし誰かと一緒に行っている場合、自分の声がどのように聞こえたか尋ねてみてください。

次に、深く息を吸って、同じフレーズをレベル8~10の音量で叫びます。部屋の向こう側へ届くよう、しっかりと声を出しましょう。力を込めすぎて声が嗄《しゃが》れないように注意して、できる限り大きい声を出してください。

自分の声に力がみなぎってきましたか?

誰かと一緒にこのケアを行っている場合、あなたが声を最大限に張ったとき、相手がどのように感じたか聞いてみてください。また、あなた自身はどのように感じたかも考えてみましょう。

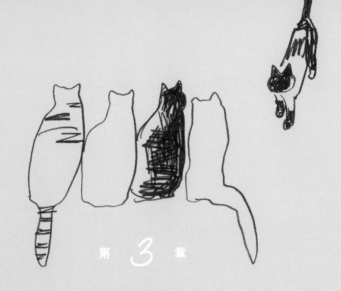

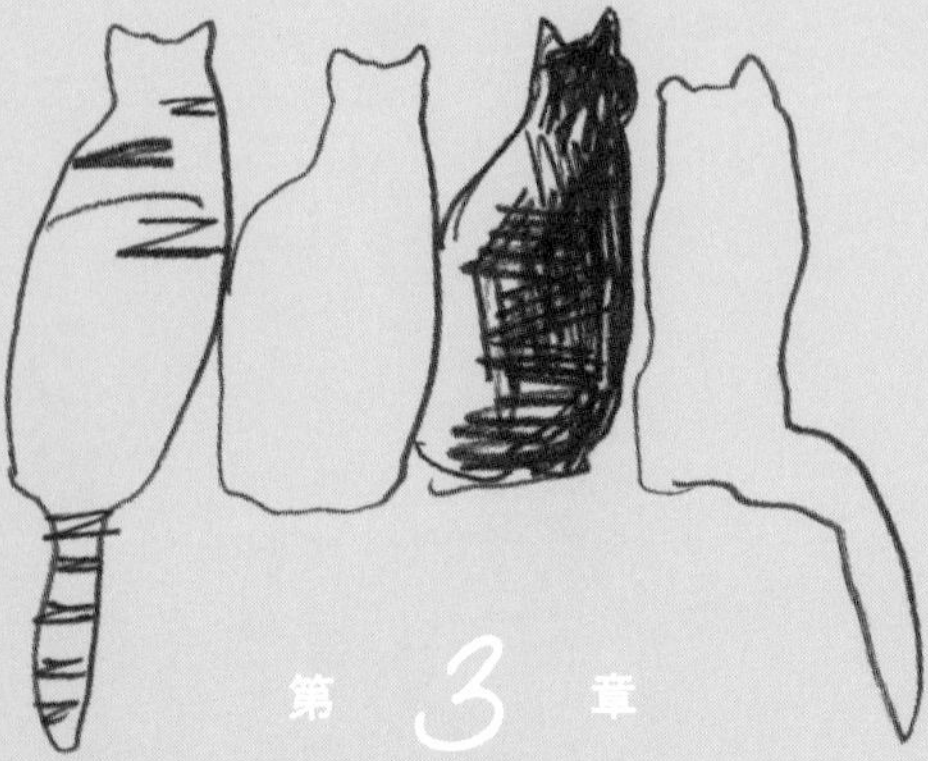

第3章

社会性に対する自信

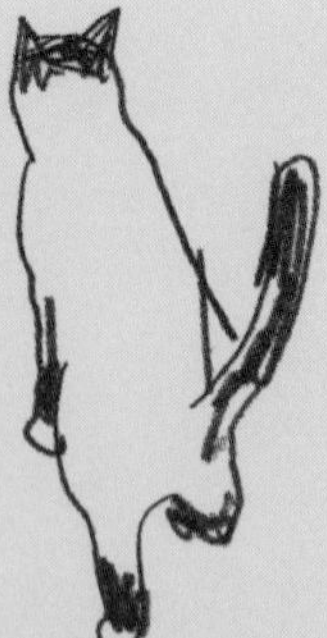

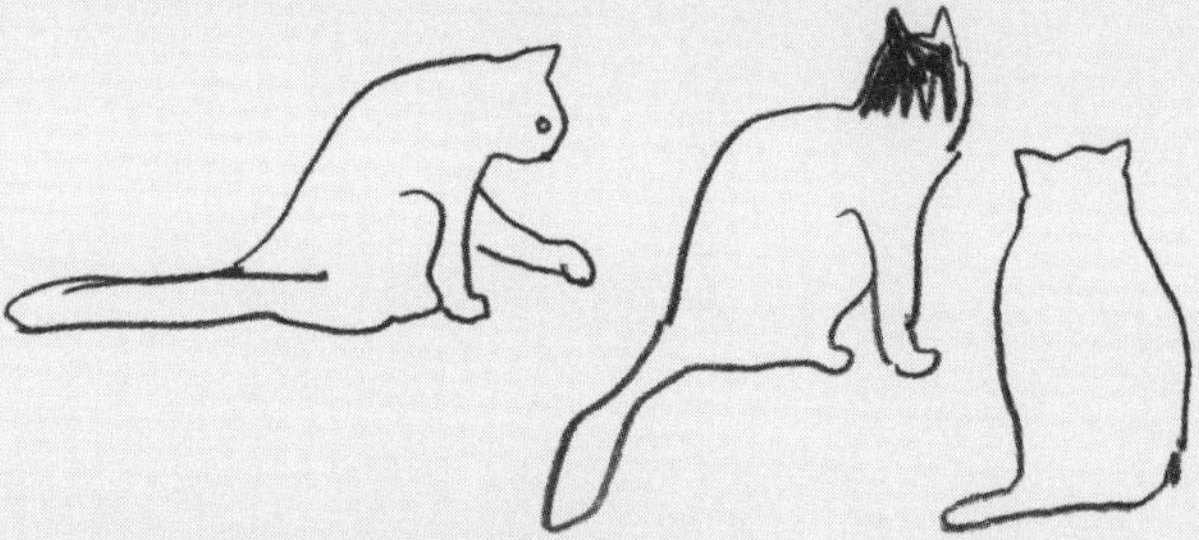

自分の社会性に自信がある人は、
次のようなことができます。

初対面の人たちがいる場所へ行っても、
落ち着いていられる。
見ず知らずの相手に話しかけられる。
堂々とプレゼンテーションができる。
公の場で質問できる。
公衆の面前で身体的、知的、
精神的リスクを厭《いと》わずに行動できる。
新しいことに挑戦できる。
面接やオーディションを気軽に受けられる。
積極的に子どもと遊び、
一緒にいることを楽しめる。
効果的な人材マネジメントを行うことができる。
政界やビジネス界をリードすることができる。
ためらうことなく、初めてのデートに
出かけられる。

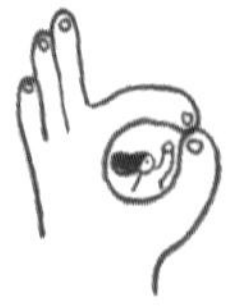

自分をアピールする

たくさんの人がいる場所で、リラックスして自信をもち、失敗することを恐れないなんて、とんでもなく難しいことのようにあなたは思うかもしれません。

しかし、人前に立つことへの自信は、意識的かつ効果的に身につけることができます。数週間でできる人もいれば、数カ月、数年かかる人もいます。けれども、意志、経験、導き、時間、学習意欲があれば大丈夫です。あなたもきっと身につけることができます。

相手の反応や意見に耳を傾け、批判や拒絶の声に対処できるようになりましょう。はじめは不安に思っていても、前向きに取り組めば、人前で上手に自分をアピールできるようになります。

氏か育ちか

社会性に対する自信がもともと備わっているような人がいます。それには階級、文化、性別、手本となる親、教育、性格、そして人生経験など、多くの要因が関与しているでしょう。

どれだけ自信をもてるかは、その人の社会的学習と文化的学習に加えて、育った環境が大いに影響します。

キングス・カレッジ・ロンドンの研究者、コリーナ・グレーベンと同カレッジ付属の研究機関である精神医学研究所のロバート・プロミン教授が行った研究によると、追い詰められたとき、女性は争いを避けて自分が受け入れられる努力をし、男性は危険を冒すという生物学的傾向にあるそうです。

興味深いことに、この研究は学問的な自信に関しては50パーセントが生まれつきのもので残りの50パーセントが環境や教育によるものだと結論づけています。

このことから、社会性への自信についても、いくらかは生来のものだと考えられます。

一般的に、男性のほうが自己評価は高く、女性のほうが自己評価は低い傾向にあることが、多くの心理学的研究により明らかになっています。

社会性に対する自信とは何か?

社会性に対する自信というと、あなたはどんな人をイメージしますか? 怖いものなどまるでないように見える敏腕経営者や政治家、すべての人を説き伏せる権威者などでしょうか。

しかし本来、社会性に対する自信は、派手でも、威圧的でも、やかましいものでもありません。静かで、落ち着いていて、強固で、揺るがないものです。力強さや重みがあります。

社会性に対する自信がある人は、ありのままの自分を心地良く思い、うまく立ち振る舞い、自分らしい服装を好みます。

社会性に対する自信とは、リスクを負い、多少マヌケな部分をさらし、化粧をしない状態でも人と会い、欠点をさらけ出し、自然体でいられること、またはそうしたいと思うことでもあります。

社会性に対する自信がある人は、欠点をさらけ出すことを恐れず、完璧でない自分を受け入れます。自然体で、自分の価値を信じることができる人なのです。

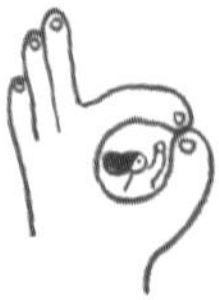

自意識と社交不安

自信をつけたいと思ったとき、自意識は邪魔になります。

他人からどう見られるかが気になっているときは、相手との関係に意識を集中できていません。

内向型の人は特に、初対面の人に会うことや自分の意見を述べることを苦手とし、公の場では過剰な自意識のせいで落ち着かないことでしょう。

自意識に打ち勝つ

社交不安はその人にとって耐え難いものであり、内気な人が会話を始めるのに苦労したり、計画外のことをしたり、注目を浴びたりするときに感じるものです。そうした不安によって脳内にコルチゾールやアドレナリンといったホルモンが分泌されると、心拍数が上がり、恐怖のあまり急な発汗や震えといった症状が出ます。いわゆる、パニック状態の闘争・逃走反応です。

自意識は人付き合いを億劫にさせますが、それに打ち勝つことは可能です。仲の良い友達、家族、信頼できる同僚と一緒でもいいので、公の場へ顔を出す機会を徐々に増やしていきましょう。場数を踏むことで慣れていき、公の場でもリラックスできるようになります。

それ以外にも、心の準備をしておくといいでしょう。いつ何を言うか決めておき、さらには事前に誰かと会話のリハーサルをしておけば、不安が緩和されます。

あるいは、他人に意識を向け、その人との会話に使えそうなトピックをいくつか用意しておくのもいいでしょう。**他人に関心を寄せることは、自分に意識が集中してしまうことを避けるために有効な手段です。**

新しいことに挑戦すると人は前進できます。これは、自信をつける過程で直面するすべての問題に当てはまります。

新しいことに挑戦するというのは、後ずさりして「私には無理」と言うよりもはるかに素晴らしいことです。

汗をかき、恥ずかしさを覚え、口ごもり、言おうとしたことを忘れてしまったとしても、挑戦することに意味があります。

挑戦すればするほど、人は苦手な場面にも慣れてくるからです。

何度も続けるうちに、大勢の人がいる苦手な場面でも、リラックスできるようになっていくことでしょう。

【自意識に立ち向かうための実用的な方法】

- ネガティブ思考をやめる
- 準備をしておく
- 他人に意識を向ける
- 仲間を見つけて協力してもらう

人と接する場面では事前に脳を2分間休ませる時間をとり、蛇口の栓をひねるようにストレスを解き放ちましょう。たとえば、部屋の外へ出たり、人の集団と距離を置いたり、パーティーやミーティングの場から離れ、気持ちを落ち着かせるセルフケアをするのです。

体と脳をリセットする

自分の意見を述べたり、アイコンタクトをとったりすることが苦手だと感じているのであれば、脳をポジティブ思考に切り替える必要があります。

これは、切り替えたいという意志さえあれば必ずできますが、時間はかかります。長年の習性を変えるには、努力、試行錯誤、反復練習が不可欠です。慣れ親しんだやり方を手放し、新しいやり方を取り入れなくてはなりません。

そのためには、普段の自分の行動パターンを見直し、違う方法を試しましょう。普段の行動パターンに逆らうたびに、脳と体がリセットされ、少しずつ新しい方法に慣れていきます。

クリエイティブ・ビジュアライゼーション

クリエイティブ・ビジュアライゼーションとは、文字どおり、頭の中で絵を描くことです。これは、視覚的な想像力を養うのに役立ちます。

たとえば、ビーチにいる自分を想像することは誰にでもできるでしょう。さっそく試してみてください。

頭の中で特定の場面を描くと、どんな気分になりますか？

自分が理想とする場面や笑える場面を思い浮かべてもいいし、過去の残念な出来事を輝かしい成功体験として蘇らせてもいいでしょう。

こうしたテクニックは、物事に対処するさまざまな方法をシミュレーションするのに役立ちます。

クリエイティブ・ビジュアライゼーションを使うと、強くて自信に溢れる自分を想像することができ、定期的に実行すれば脳の神経回路が再構築されます。自信や自己肯定感を高めるために有効な手段です。

2分間セルフケア

11

成功した自分を想像する

Visualization

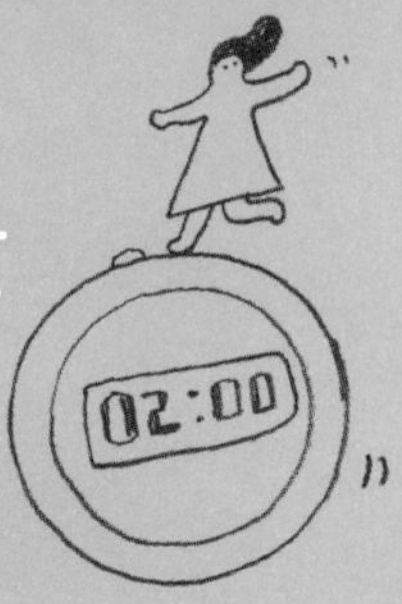

誰もいない、座り心地や寝心地の良い場所を見つけましょう。目を閉じて、自分が恐ろしい場面に遭遇するところを想像してください。

想像の中のあなたは自信に溢れていて、するべきことがわかっています。

誰かに近づき、握手を求めて手を差し出すか、アイコンタクトをとってください。慌てず、落ち着き、冷静な自分を思い描きます。あなたはきちんとした格好をしていて、自信があり、笑顔を浮かべています。

これは、スピーチをする、プレゼンテーションを行う、面接を受ける、デートに出かけるなど、気合いが必要となるさまざまな場面でできる方法です。

目の前の相手は自分に会えて喜んでいると思いましょう。頭の中で、この場面を繰り返し再生してください。

目を開き、どんな気分になったか考えてみましょう。

2分間セルフケア

12

恥ずかしさを紛らわせる

Practical exercise

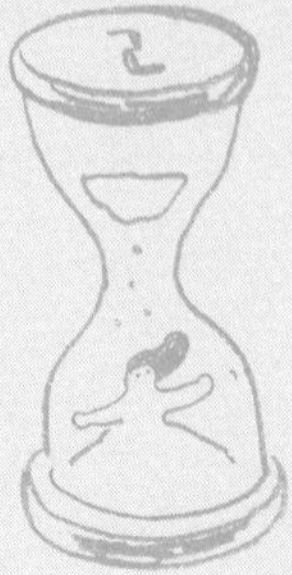

人前で恥ずかしさを覚えたり、電車やバスの中で緊張したり、夜に誰かと遊びに出かけることを不安に感じるのであれば、手持ち無沙汰にならないよう、何かしら「すること」を用意していきましょう。

簡単な編み物でも、紐結びやロープ結び（ロープワークやマクラメ編みなど）でもかまいません。

スマートフォンでアイテムのつくり方を調べたり、簡単なクラフトを学んだりして、材料を持ち歩いてください。

会話を始めるきっかけにもなり、相手はあなたが何をしているのか興味をもってくれます。つくり方を教えてあげれば、恥ずかしさや気まずさが紛れるでしょう。

2分間セルフケア

13

ストレスを握りつぶす

practical exercise

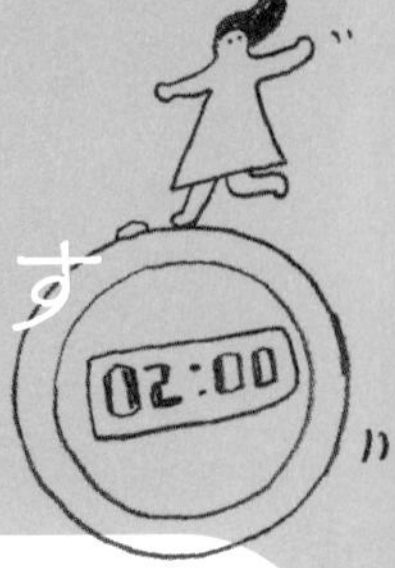

小さなストレスボールを用意して、常にジャケットやコートのポケットに入れておきましょう。

緊張する場面に出くわしたら、片手でストレスボールを持って握りつぶしてください。

他人と会話するときも、ボールを叩いたり、握りつぶしたりしましょう。

自分が発言するときは特に、感情をボールにぶつけるとストレスが緩和されます。

ミーティングなどの人と接する場にストレスボールを持っていくと、苦手なことを乗り越えるのに役立ちます。

2分間セルフケア

14

自分と握手

Calming exercise

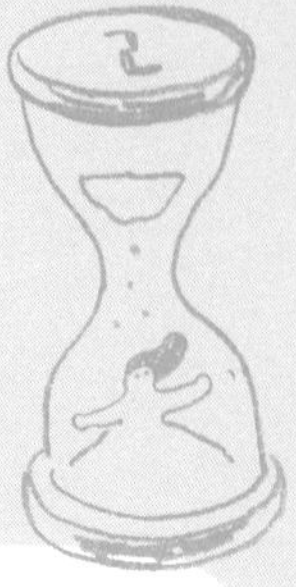

あなたが人前に出ることに対して不安や動揺、緊張を感じているのであれば、直前でも、最中でも、これを試してください。

片方の手を前に出し、手のひらを上に向けてみましょう。もう片方の手を上から重ねて握りしめます。両手をつないだ状態でしばらくじっとしてください。互いの手の力強さを感じましょう。

立っているときは、おへその前あたりで手をつないでください。不自然なポーズではないので、人の目はあまり気にならないでしょう。それでも気になる場合は、背後で手を組みましょう。

つないだ手に意識を向けてください。自信が深まるはずです。

「私は独りじゃない」というメッセージが脳に伝わり、瞬時に安心感を得られます。

2分間セルフケア

15
自信をつける呼吸法

Breathing exercise

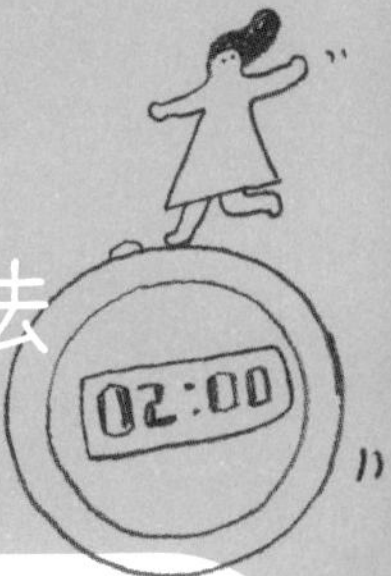

緊張すると、呼吸が浅くなったり、息をとめてしまったりすることがあります。緊張する相手に会うときには、次のことを試してみましょう。

静かな場所（トイレ、誰もいない部屋、車や電車の中など）で目を閉じ、みぞおちに意識を集中させます。みぞおちの下あたりで手のひらをお腹に当て、両手の指同士が触れ合っている状態にしてください。

胸骨を軽く持ち上げるようにして息を吸い、お腹に空気を溜めていきます。

お腹から喉にかけて空気が溜まっていく感覚を味わったら、「スーッ」または「フーッ」と言いながら、口から息を吐いていきます。

この呼吸法を10回繰り返します。お腹が上下していることを手のひらで確かめてください。

目を開きます。さあ、どのような気分になりましたか？

2分間セルフケア

16

クジャクのように着飾る

Practical exercise

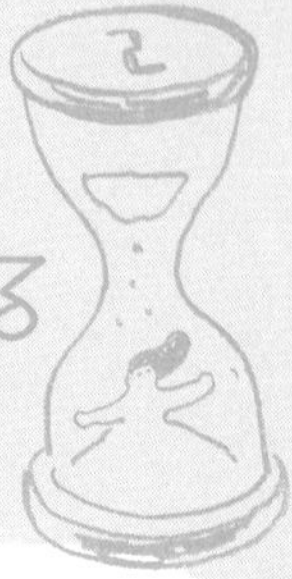

もし、あなたがいつも同じような格好をしているのであれば、元気が出るようなファッションにさりげなく挑戦しましょう。

たとえば、普段はグレー、青、黒の服を着ることが多いのであれば、赤、ピンク、オレンジ、紫など違う色を取り入れてください。自分の有能さをアピールできるようなジャケット、ワンピース、シャツを着て、「クジャク」のような華やかさを演出します。

サテン、ベルベット、シルクなどの素敵な素材を身にまとうと、どのような気分になりますか？

普段は着ないような色や、タイトなドレス、イブニングジャケット、タータンチェック、スパンコールなどの個性的なファッションに挑戦しましょう。

ヘアカラー（ヘアカラースプレーを使ってみても楽しいかもし

れません）や大胆なメイクにも挑戦しましょう。

ファッションに合わせてキャラクターを演じ、部屋の中を歩き回り、鏡を覗き込んでください。その格好でパーティーやイベントに参加する自分の姿を想像します。

いろいろと試してみて、自分に合ったファッションを見つけましょう。

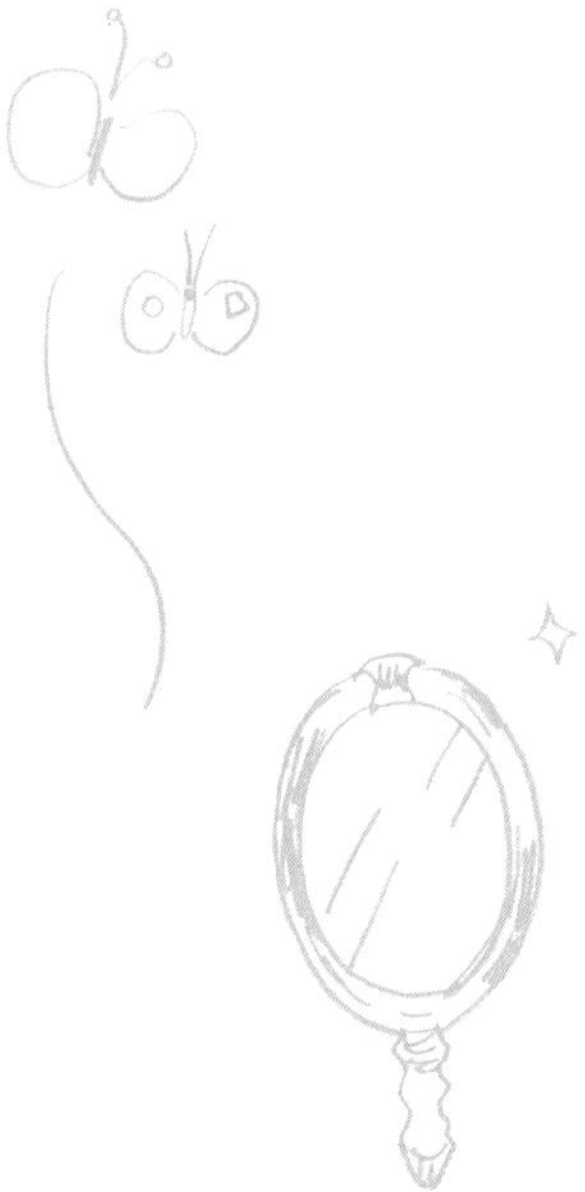

2分間セルフケア

17

壁を押し返す

Practical exercise

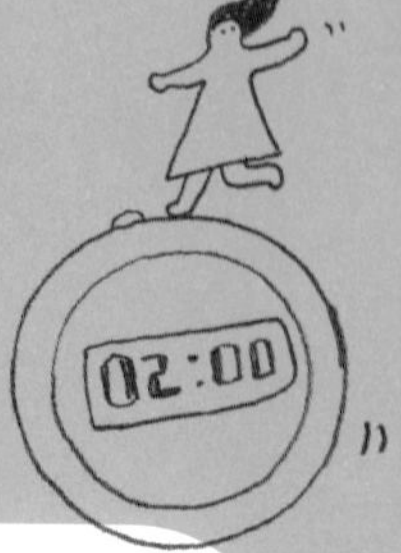

何らかの予定を前に緊張しているとき、次のことを試しましょう。

誰もいない部屋で壁の前に立ち、両手のひらを壁につけます。

壁に体重を預け、手で押し返すようにしてください。うなりながらやるのもいいでしょう。壁の代わりに、テーブルやデスクでもかまいません。

これを10回繰り返します。

押すという動作を通して、**「私は抵抗している」「私は強い」「私は成功できる」**という信号が脳に送られます。このトレーニングを行うと、溜まっていたストレスが発散され、予定していたことに落ち着いて臨めます。

2分間セルフケア

18

「私ならできる」

Affirmation

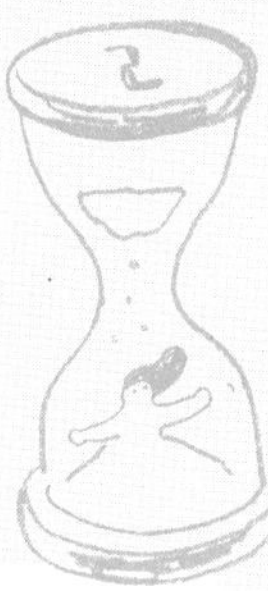

まわりに人がいない場所で、足を腰幅に開き、まっすぐ立ってください。
深く息を吸って、力強い大きな声で言いましょう。

「私ならできる！」

もう一度息を深く吸って、繰り返します。
口に出すたびにボリュームを上げ、声を張りましょう。力がみなぎってくるのを感じてください。
これを毎日行い、自分に対してポジティブなイメージを築きましょう。

仲間の力

仲の良い友達や信頼できる同僚と一緒に、23ページに紹介した自己暗示の言葉や、今のあなたがより必要としている言葉を口に出してみましょう。

はじめのうちは誰かに言わされているような気持ちになったり、笑ってしまったり、バカバカしいと感じたり、違和感を覚えるかもしれませんが、続けてください。

あなたの脳は少しずつポジティブ思考に切り替わり、あなたはありのままの自分を心地良いと感じ、結果として普段から人前でも自信をもてるようになります。

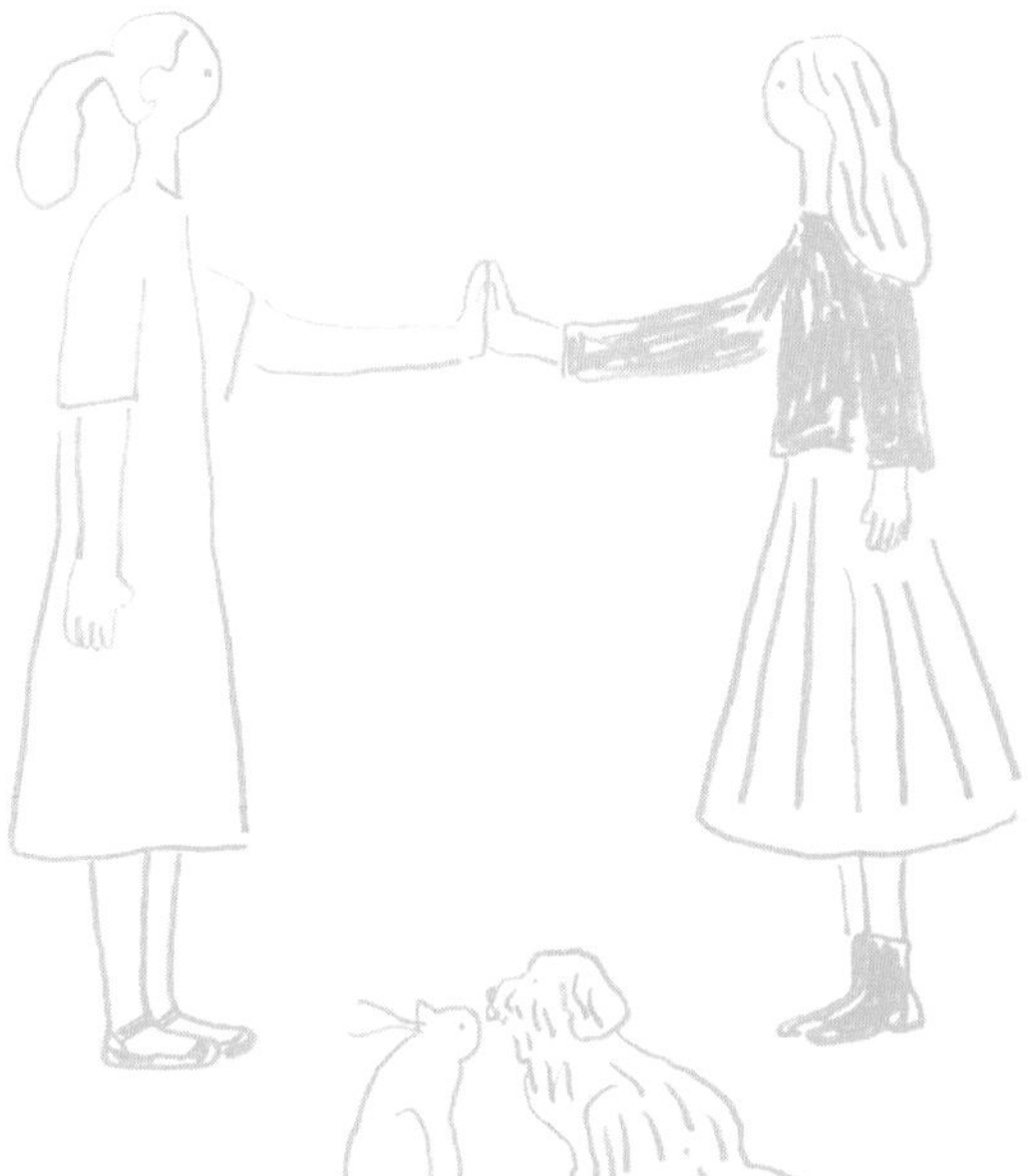

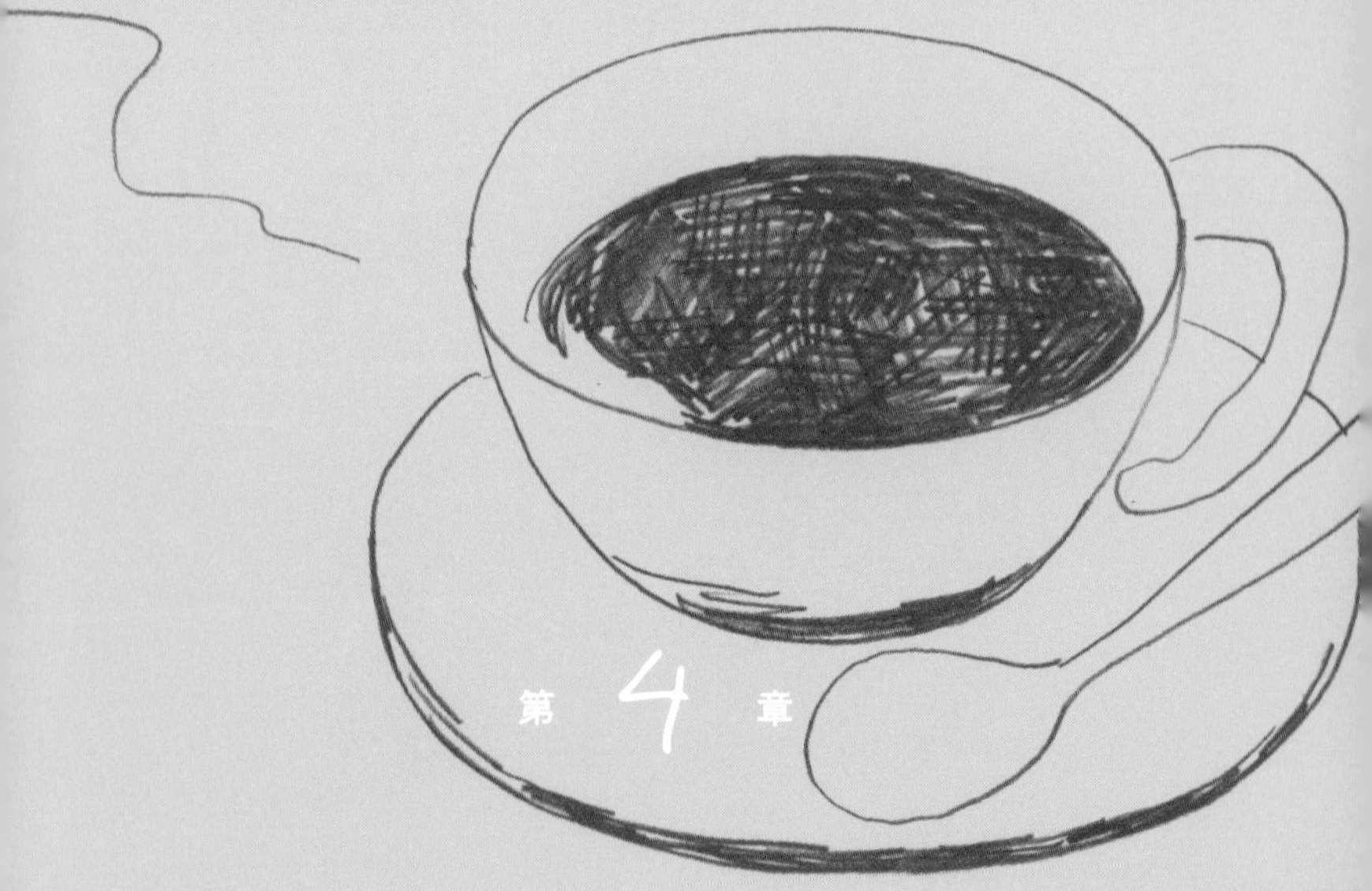

第4章

人間関係に対する自信

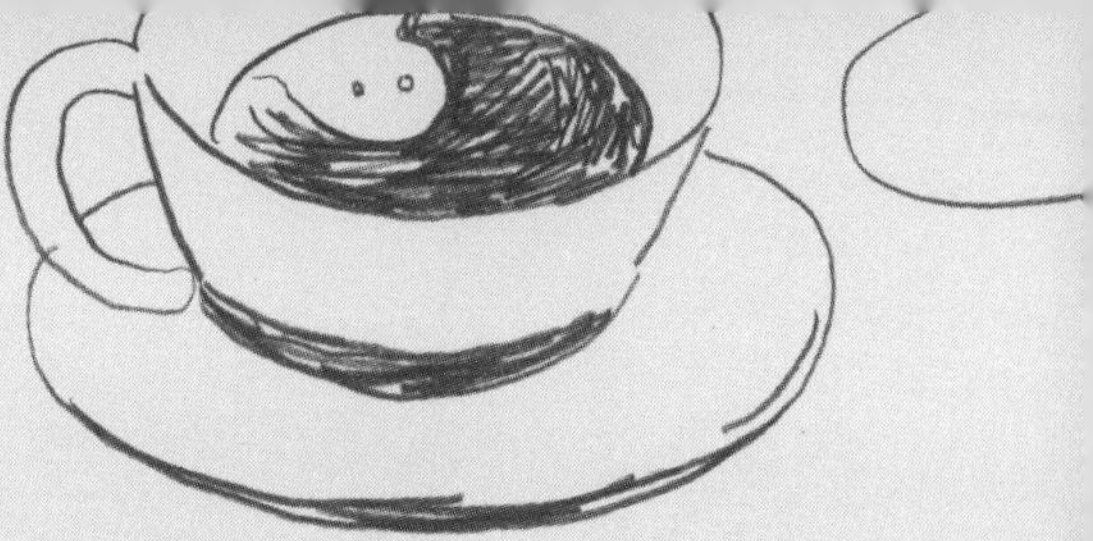

人間関係に対する自信をもつことは、
多くの人にとって
心理的な課題となっていますが、
誰かと一緒に幸せな生活を送るためには
とても大切なことです。
私たちは、日々さまざまな人と関わりを
もっています。
人間関係に対する自信は、その人が
育った環境や文化によって基盤ができ、
経験によって形づくられます。
健全で満たされる相互関係を築くことは
多くの人にとっての目標ですが、
それは非常に大変かつ
難しい場合があります。
人間関係を築くうえで自信をつけるには、
何よりもまず、自分に対する
自信をつけることが重要です。

本章では、特にパートナーとの
関係性を中心にして取り上げています。

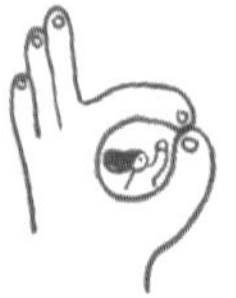

ありのままの自分でいる

新しい人間関係を築こうとするとき、多くの人は「相手が求めている自分」を想像し、それを演じようとします。しかし、そうした関係がうまくいくことは滅多にありません。素の自分を出すことができず、自分を偽り続けることが徐々に難しくなっていくからです。

そればかりか、自分の実力を認められず、まわりの人たちをだましているような気持ちになってしまう「インポスター症候群」に陥る可能性もあります。

人間関係に対する自信をつけるためには、ありのままの自分でいること、そしてありのままの自分に自信をもつことが重要です。

本当の自分を知る

人は新しい関係を築こうとするとき、何もしなくても相手が自分の心を読み、自分を理解してくれることを期待してしまいます。しかし、残念ながら(むしろ幸運なことかもしれませんが)、本当の自分を伝えようと努力しなくては、相手に理解されることはありません。

本当の自分、自分の好きなことや嫌いなこと、自分がどのように考えて感じているのか、そして自分が何を必要として何を求めているのかを相手に知ってもらうには、時間、根気、そして我慢強さが必要です。

健全かつ安心できる人間関係を築きたければ、自分をさらけ出し、相手に本当の自分を知ってもらわなければなりません。

自分が人生に何を求めているのかがわかっていれば、本当の自分をさらけ出したり、他人と幸せな関係を築いたりすることは比較的簡単になります。

大まかでいいので、目指す方向をできるだけはっきりさせておくと、相手も安心するでしょう。

自分らしくある

「自分らしくある」ということは、自分を知り、自分に自信をつけるうえで、非常に大きな部分を占めています。

自分を実際より良く見せる必要も、実際と違うように見せる必要もありません。欠点や失敗は、隠すのではなく、素直に認めたほうが良いのです。

自分に正直でいましょう。

「理想の自分」ではなく「最高の自分」を目指しましょう。

他人を優先することと譲歩すること

あなたは、人の顔色ばかりうかがっていませんか？　良かれと思ってやっているかもしれませんが、これは結果として人間関係を壊してしまいます。

四六時中パートナーの気持ちを推し量ったり、常に自分を犠牲にして相手を優先したりすることで、いずれ相手は怒りや苛立ちを覚え、息苦しさすら感じるようになるでしょう。

常に誰かを満足させようとすることは、相手をコントロールする手段の一つです。

しかし、本当の意味で人が人をコントロールすることなどできません。同様に、他人が自分を愛するように仕向けることも不可能です。

お互いに敬意を払い、楽しみ、思いやりをもち、コミュニケーションをとるうちに、愛は自然と育まれます。

手を差しのべることの弊害

パートナーが問題に直面していたら、本人に解決させましょう。サポートするのはかまいませんが、あなたが代わりに問題を解決したり、パートナーをみくびったりしてはいけません。

問題が起こるたびにあなたが対処し、いつまでも手を差しのべていると、いずれあなたは怒りを覚え、相手との距離を感じるようになります。さらには、相手を子ども扱いすることになるので、パートナーは成長せず、自分の能力を信じられなくなってしまいます。

結果的に、パートナーもあなたに怒りを覚えることになるでしょう。

お互いを高め合う

心理学に、「ミケランジェロ現象」と呼ばれるものがあります。

これは、パートナーの中に自分が理想とする人間の特徴を見出すことで、自分自身も理想に近づこうとする現象のことです（ミケランジェロが「彫刻とは、理想のかたちが石の中に眠っていて、それを解放する作業である」と考えたことから名付けられました）。

私たちは、お互いに高め合うことを必要としていて、パートナーを「なりたい自分」のお手本にしているのです。

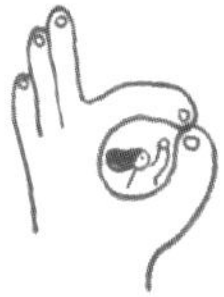

批判に対処する

批判は、相手をコントロールしようとする人がとる行動です。

「あれもこれもしてはダメ」と言われた人は、「いつも私が間違っている」と思い込んでしまいます。常に批判されていると感じるのは、とても悲しいことであり、自信が損なわれます。

人間関係は、一方がもう一方をコントロールするのではなく、ともに築いていくものです。

相手を批判する癖がある場合

あなたは完璧を求め、ありのままの自分を心地良いと思えず、その結果、相手に対して批判的な態度ばかりとってしまうのかもしれません。過去に、両親や先生が批判的だったせいで自分には価値がないと思い込み、無意識に彼らと同じ行動をとっている可能性もあります。

批判することをやめないと、いつかパートナーがあなたから離れていってしまうかもしれません。

あなたが批判された場合

常に押さえつけられ、粗探しをされ、揚げ足を取られ、試されているように感じるのは、とても悲しいことです。そうすると、あなたの自信はひどく損なわれ、怒りや憤りが蓄積されていきます。

パートナーに対して「私を批判するのをやめてほしい」と言えるようになりましょう。批判され続けることは、あなたの自己肯定感を奪う望ましくない習慣だからです。

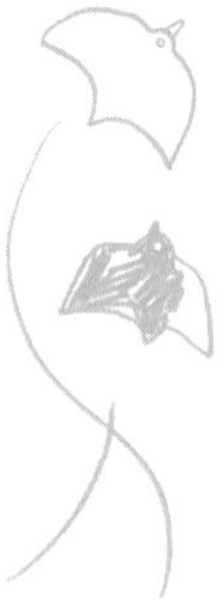

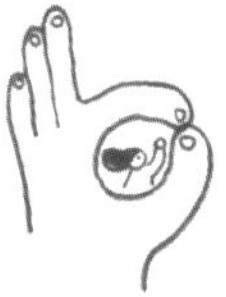

ポジティブに考える

円満な人間関係を築くには、お互いの良いところに目を向けることが大切です。そして、円満な関係を保つためには、相手の尊敬できる部分など、もともと好きだったところを忘れないようにしましょう。また、自分自身について気に入っているところも考えてみましょう。

カップルはお互いを映す鏡であり、相手のネガティブなことばかりに目を向けてしまうと、好きだという気持ちが薄らいでしまいます。

常に相手を疑い、相手の気持ちを勝手に想像することは、身も心も消耗する、ネガティブな行動です。相手の好きなところや楽しいところなど、ポジティブなことに目を向けることで、相手もあなたも自信が深まります。

お互いに感謝を伝え合う

お互いに感謝の気持ちをもつことはとても大切です。

私たちは、パートナーのありがたみを忘れてしまいがちです。

誰かがあなたのために何かをしてくれたら、心を込めて「ありがとう」と言いましょう。

ちょっとしたことでもパートナーに感謝し、もし相手があなたのありがたみを忘れているようでしたら、批判や文句を言うのではなく、感謝の気持ちをもってくれるよう頼んでみます。


お互いに対して感謝していることを1日3つずつ伝え合ってみましょう。

あなたもあなたのパートナーも、毎日それだけ頑張っているのですから。自分に対する感謝の気持ちを忘れられてしまったら、誰だっていやな気持ちになります。お互いに気持ちの良い関係を築きましょう。

信頼することの大切さ

多くの人にとって、信頼の気持ちは何よりも大切です。

人間関係で傷ついたことがあり、そのときの傷が心に残っている人は、簡単には他人を信頼できないかもしれません。過去に深く傷ついた経験がある人にとって、相手を信頼するという行為はとてつもなく難しいことのように感じられるでしょう。

他人を信じられないと、不安や苦痛を感じてしまいます。そのため、傷を癒やし、信じられるようになる必要があるのです。

常に人を疑い、不信感を抱き、詮索すると、心を消耗し、他人を遠ざけてしまいます。

さらには場の雰囲気を悪くし、関係を壊してしまうでしょう。

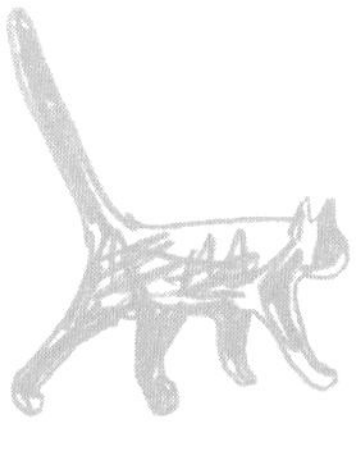

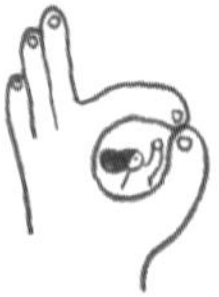

衝突に対処する

「関係が良好だとお互いに衝突することはない」というのは誤解です。

違う価値観や考えをもった人間同士は時にぶつかり合うもので、衝突は避けられません。

幸せな関係を築くには、衝突が起きたときに、落ち着いて、お互いを傷つけることなく対処できるようになることがとても重要です。

人間関係がうまくいくかどうかは、次の3つのCが鍵を握ります。

Communication（意思の疎通）
Cooperation（協力）
Compromise（歩み寄り）

衝突への対処法としては、次のようなことがあります。

■間違いを認める

人は頑なになったり保身に走ったりして、どちらが正しいか決着をつけたがります。その結果、人間関係で気力を消耗してしまいます。

自分が間違っているときは、それを正直に認め、素直に謝り、前に進みましょう。受け入れることを覚えるのです。

■パートナーの話を聞く

コミュニケーションを遮断し、相手の言葉に反論したり、言い訳したりするのをやめ、しっかりと話を聞きましょう。

人は怒ると、話をかぶせ、相手が言おうとしていることをわかった気になります。パートナーの言葉を遮ったり、自分の意見をかぶせたりするのではなく、落ち着いて、まずは相手の話に耳を傾けましょう。

■むやみに謝らないようにする

最初の項目と矛盾しているように感じるかもしれませんが、そうではありません。私たちは、特に理由もなく、あるいは心の底では怒りが収まっていないにもかかわらず、すぐに譲歩し、相手をなだめようとして謝ることがあります。

自信をもつことで、攻撃的になることなく、自分の立場を守れるようになりましょう。むやみに謝ったりせず、積極的に自己主張してください。

■問題があれば話し合う

うまくいかないことがあれば、相手と話し合ってみましょう。思っていることを不用意に口に出したり、ふてくされたり、叫んだりするのではなく、意思をもって自分の気持ちを伝えるのです。

まずは友達やカウンセラーを相手にして、伝える練習をしてもいいでしょう。伝えたいことを表現する方法を探します。書き出してみるのも一つの手です。

逃げることは、根本的な解決策にはなりません。いずれ同じ問題に直面することになり、相手に自分の気持ちを伝える必要が出てくるからです。

責任のなすり合い

人は相手を責めるとき、自分を被害者のポジションに置きます。

責めるという行為は受動攻撃性の行動の一つであり、人間関係をすぐさまボロボロにします。そして、お互いの自信を損なわせるのです。

責められ、問い詰められた側は、憤りや怒りを覚えます。うつむいて、おとなしく黙り込んでいても、はらわたは煮えくり返っているかもしれません。

責任のなすり合いは何の役にも立たず、最終的には関係を壊します。どうか、そうはならないでください。

相手を責める癖がある場合

相手を責めるということは、長期的な人間関係を築くうえで、とても厄介な問題です。

なぜそのような態度をとってしまうのか、自分に問いかけてみましょう。

相手を責めることで、あなたは何を得るのでしょうか？

責めるという行為は相手を迫害することであり、責められた側は不当な扱いを受けた被害者です。

また、責めるという行為は責任転嫁でもあります。攻撃的な態度をやめて、前に進みましょう。

あなたが責められた場合

人は責められると自己肯定感や自信を失い、追い詰められたように感じます。そうした感情の裏では、強い怒りが生まれるかもしれません。

他人から責められたら、ただ黙って聞き入れるのではなく、きちんと本心を伝えられるようになりましょう。

「そういう言い方をされるのはいやだ」

「○○や××のことで私を責めるのはやめて」

このように声を上げるのです。

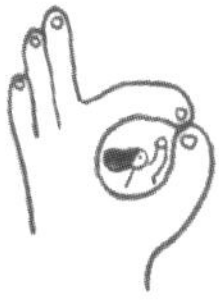

人間関係における自己肯定感

「自分を愛せない人は他人も愛せない」と古くから言われているように、自己肯定感の低さは人間関係を壊す要因の一つです。

自分に対してネガティブな感情を抱き、自分のことを愛していなければ、パートナーに対してポジティブな感情を抱いたり、パートナーを愛したりすることも難しいでしょう。ネガティブな感情は、一緒にいる相手にも伝染します。

自分を卑下してばかりいる人は、褒め言葉や優しい言葉を受け入れられなくなってしまいます。そうした言葉をはねつけ、同時に自分のパートナーのこともはねつけてしまいます。

人間関係をうまくいかせるためには、自己肯定感を高めることが必要です。そのための方法を紹介しましょう。

■弱い部分をさらけ出す

お互いに心を開き、弱い部分をさらけ出し合うことで、本当に親密な関係が築かれるという研究結果があります。

心に鎧《よろい》をまとう人は、他人を寄せつけないため、魅力的に映りません。弱い部分をさらけ出すことには人間味があります。そして人間味がある人は他人を愛し、他人とつながりをもつことができるのです。

■一人の時間を楽しむ

人間関係に対する自信は、自分一人で好きなことをできるようになることで育まれます。

■自分だけの趣味をもつ

何をするにもパートナーと一緒じゃなければいけないと思っている人がいますが、そんなことはありません。自分だけの趣味を見つけて、パートナーと離れて楽しむことも大切です。

■自分をいたわる

自分を卑下したり、自分に対してネガティブな言葉を使ったりしないようにしましょう。自分を大切にし、アルコール、薬物、たばこ、食べ物などへの依存によって自分を傷つけないようにしてください。

■健康に気をつける

体と心の健康状態に配慮してください。自分自身を大切にし、必要に応じて医療機関を受診しましょう。

■パートナーと適度な距離を保つ

パートナーと四六時中一緒にいる必要も、相手の一挙一動を監視する必要もありません。あなたのいないところでパートナーがしていること、話している相手、楽しんでいることをうらやんだり妬んだりしないでください。

相手の自主性を尊重し、充実してあなたの元へ戻ってくるパートナーを温かく迎え入れましょう。

自立が人間関係に与える影響

身のまわりのことは自分でして、心身の健康を保つことができれば、あなたは自立していて責任をとれる人間だということをパートナーに証明できます。

自分の心身の健康状態、運動習慣、そして食生活に気をつけるというのは、自己肯定感が高いことを示しているため、その人の魅力的な要素となり、他人の心を惹きつけます。

自立しているということは、お互いに満たされる関係を築くうえで役に立つことなのです。

自信がつく人間関係のモデル

パートナーとの関係を重なり合う二つの円だと考えましょう。

一つは自分の円で、もう一つはパートナーの円です。お互いの円には、それぞれの人生、仕事、関心事、趣味、そして熱中できることがあります。

円同士が重なり合うところが、二人の共有部分です。共有部分とは、お互いが意見、趣味、考え、情報を交換する部分であり、その存在によって二人の関係が持続します。

それぞれが自分の世界で生活し、働き、他人と関わり、各々独立した個人として、自信をもって共有部分を分かち合うようにしましょう。

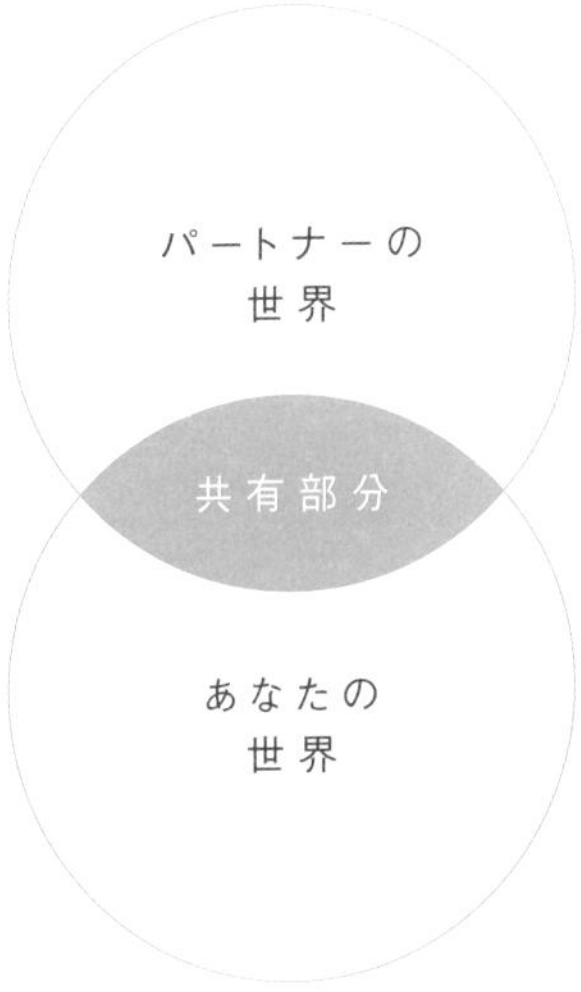

「私にはあの人がいないとダメ」「私たちは二人で一つ」といった考えは捨てましょう。あなたは一人でも大丈夫です。

「自信がつく人間関係のモデル」は、より長期的な、満たされる関係を築くうえで役に立ちます。「私は一人ではいられない」といった恋愛体質の人は、焦って誰かと一緒になってしまうことがあります。他人とうまく関わるには、自分を相手と切り離して考え、自立していなくてはなりません。

他人と深く関わり合うことに対する自信

多くの人は、傷つくことや、自分のことを深く知られることを恐れ、他人に気を許したり、相手と距離を縮めたりすることを恐れています。これは、過去のいやな経験が原因となっていることがよくあります。

自分に自信をもっていて、自己肯定感が高いと、他人に気を許し（あくまで自分がそうしていいと思った相手に限りますが）、相手と距離を縮めることができます。

自分が傷ついたときに築いた壁を壊し、他人と距離を縮められるのは、とても素晴らしいことです。

深く関わり合うということは、カップルでダンスを踊るようなものです。時間をかけてステップを身につけ、二歩進んでは一歩下がり、横に動くこともあるでしょう。このように相手と深く関わり合うことで心が満たされ、互いを認め合い、愛おしく思えるようになるのです。

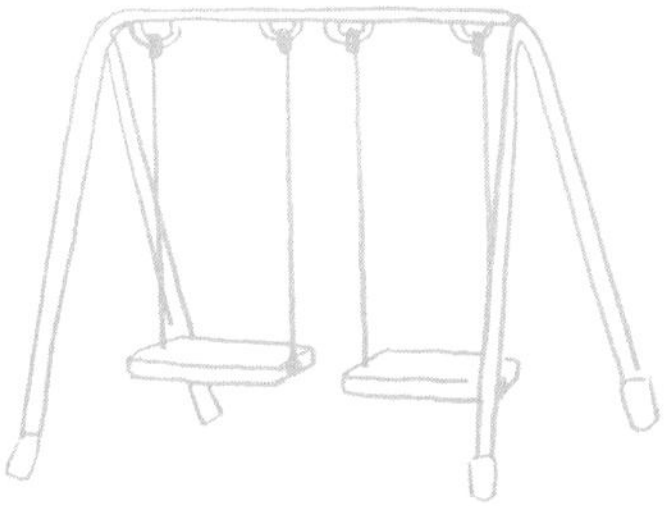

2分間セルフケア

19

相関図を眺める

Writing exercise

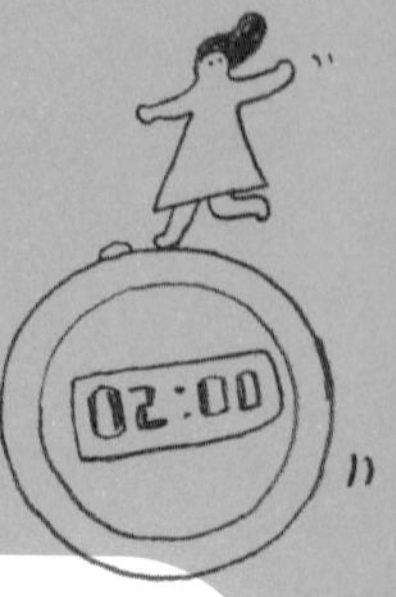

1枚の紙を用意して、中央に円を描き、その中に「私」と書きます。

円から外側に向かって線を何本か描き、その先にはあなたを大切に思ってくれている人の名前を書きます（友達、パートナー、家族など）。友達は赤、パートナーはピンク、家族は緑など、線や名前の色を使い分けてもいいでしょう。相手との距離感に応じて、線の長さを調整してください（たとえば、距離感が近い相手と「私」をつなぐ線は短く、距離感が遠い相手と「私」をつなぐ線は長くします）。

書き終わったら、相関図を眺め、自分のまわりの人間関係を確認しましょう。

2分間セルフケア

20

ハートを長所で埋め尽くす

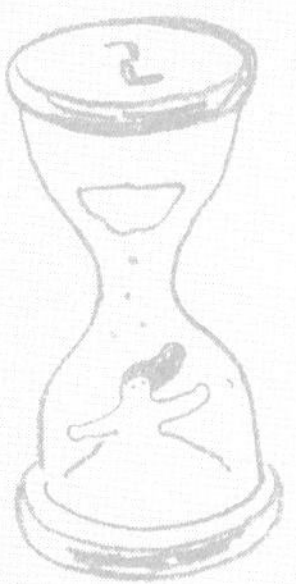

Writing exercise

1枚の紙に大きなハートを描きましょう（できれば色付きのペンを使ってください）。

別の色のペンを使って、自分の性格の長所を表す言葉を書いていきます（「思いやりがある」「面白い」など）。

思いつくままに、ハートの中を言葉で埋めていきます。

書き終わったら、自分には素晴らしいところがあるということを定期的に思い出せるよう、その紙を取っておいてください。

2分間セルフケア

21

ゆらゆら至福のひととき

Relaxing exercise

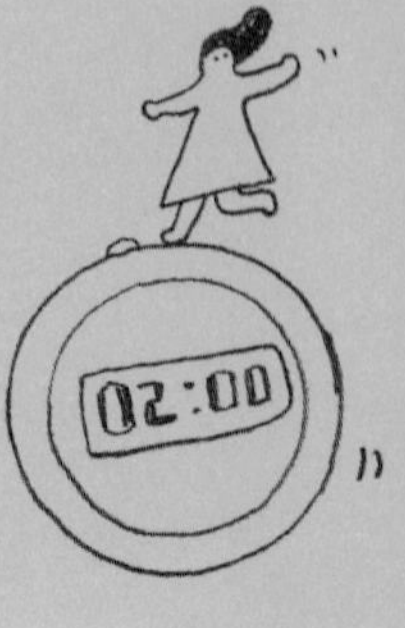

このトレーニングは、実際にプールで行っても、クリエイティブ・ビジュアライゼーションの一環としてベッドやソファに横たわった状態で行ってもかまいません。水中で行う場合は、安全を確保し、必要であれば浮き輪などを使用してください。

目を閉じて、水に浮かびましょう。腕を大きく広げます。

広々とした場所に横たわり、リラックスして穏やかな気持ちでいる自分を想像します。

ゆらゆらと浮かんでください。解放感、静寂、安心感、そして平穏を味わいましょう。深呼吸をしてください。

2分間セルフケア

22

「私はすごく愛らしい」

Affirmation

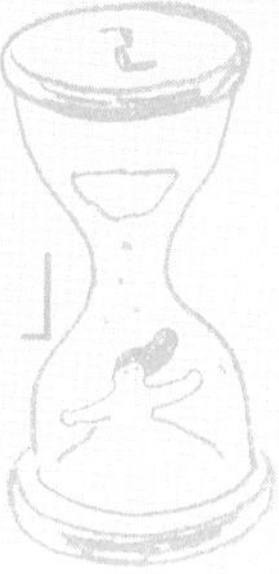

鏡を覗き込み、映し出された自分に向かって笑いかけましょう。

手のひらをみぞおちに当て、温かい気持ちで、愛情を込めて口に出してください。

「私はすごく愛らしい」

これを6回繰り返します。

笑顔を浮かべながら、心を込めて言いましょう。

さあ、どのような気分になりましたか？

2分間セルフケア

23

「いやだ」と口に出す

Empowering exercise

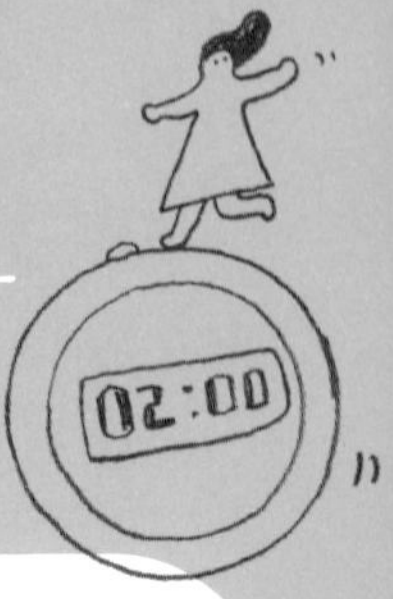

誰もいない場所で「いやだ」と言う練習をしましょう。はじめは静かに言い、徐々に声のボリュームを上げていき、最後は大きな声ではっきりと言うのです。気持ちを込め、怒りを解き放ちます。

足を踏みならしながら、言ってみましょう。

できれば、叫んでください。

もし怒りを感じていたら、クッションや枕に口を押し当てて、大声で「いやだ！」と叫びます。

「いやだ」と言う練習をできるだけ頻繁にしてください。そうすると、本当に「いやだ」と言う必要があるとき、はっきりと口に出せるようになります。

2分間セルフケア

24

ロールダウン

Practical exercise

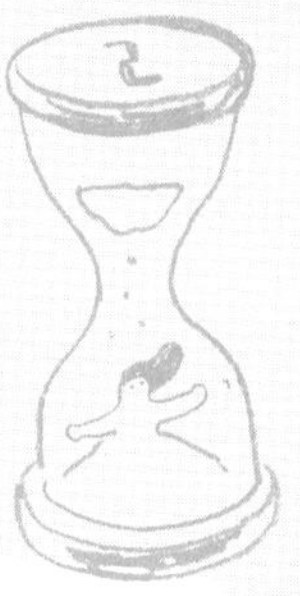

「現状から少し抜け出したい」と思っているときにおすすめです。

足を腰幅に開いて立ち、両腕は体の横に下ろします。

膝の力を抜き、首をゆっくりと前に倒して顎を引き、背骨を上から一つひとつ曲げていくつもりで上体を倒していき、手が床につきそうなところで止めます。

今度は反対に、背骨を下から一つひとつ伸ばすつもりで少しずつ起き上がり、まっすぐ立ちます。

これを3回繰り返してください。

終わったら、深呼吸を3回します。リラックスしましょう。

2分間セルフケア

25

お互いへの感謝

Practical exercise

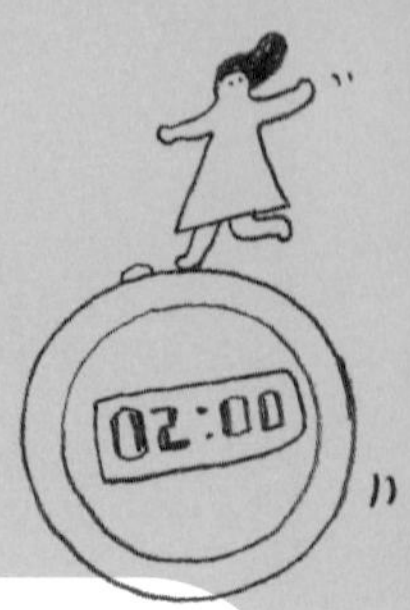

これは、パートナーや友人など、大切な人と一緒にやってください。

楽な姿勢で座り、相手への感謝を交互に伝えましょう。

まず、どちらか一人が「(相手の名前)、(お茶を淹れて/夕食をつくって/足をマッサージして/お皿を洗って)くれてありがとう」と言います。

次に、もう一人も「(相手の名前)、○○してくれてありがとう」と言います。

感想を述べたり、笑ったり、反論したり、話し合いを始めたりせず、黙って感謝の言葉を聞きましょう。

ただ耳を傾け、相手の言葉を受け入れると、どのような気分になるでしょうか?

2分間セルフケア

26
セルフ・ヘッドマッサージ

Relaxing exercise

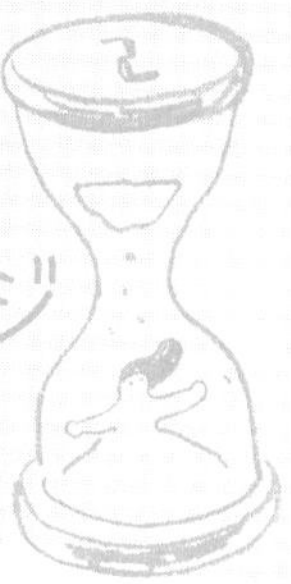

今やっていることを中断してください。

顔を上げて、正面を向きましょう。

指を広げた状態で、両手を頭にもっていってください。

親指は耳のすぐ後ろに、他の指は頭頂部に当てます。髪を洗うときのように、頭皮を指で押しながら前後に優しく揉んでください。

親指以外の指を額とこめかみにもっていき、眉毛に沿って、次に側頭部に沿って指圧していきます。

あくびが出そうになったら、我慢せずにしてください。

数分間マッサージをしたら、首のストレッチをしましょう。

しっかりと呼吸をしてください。

第5章 仕事に対する自信

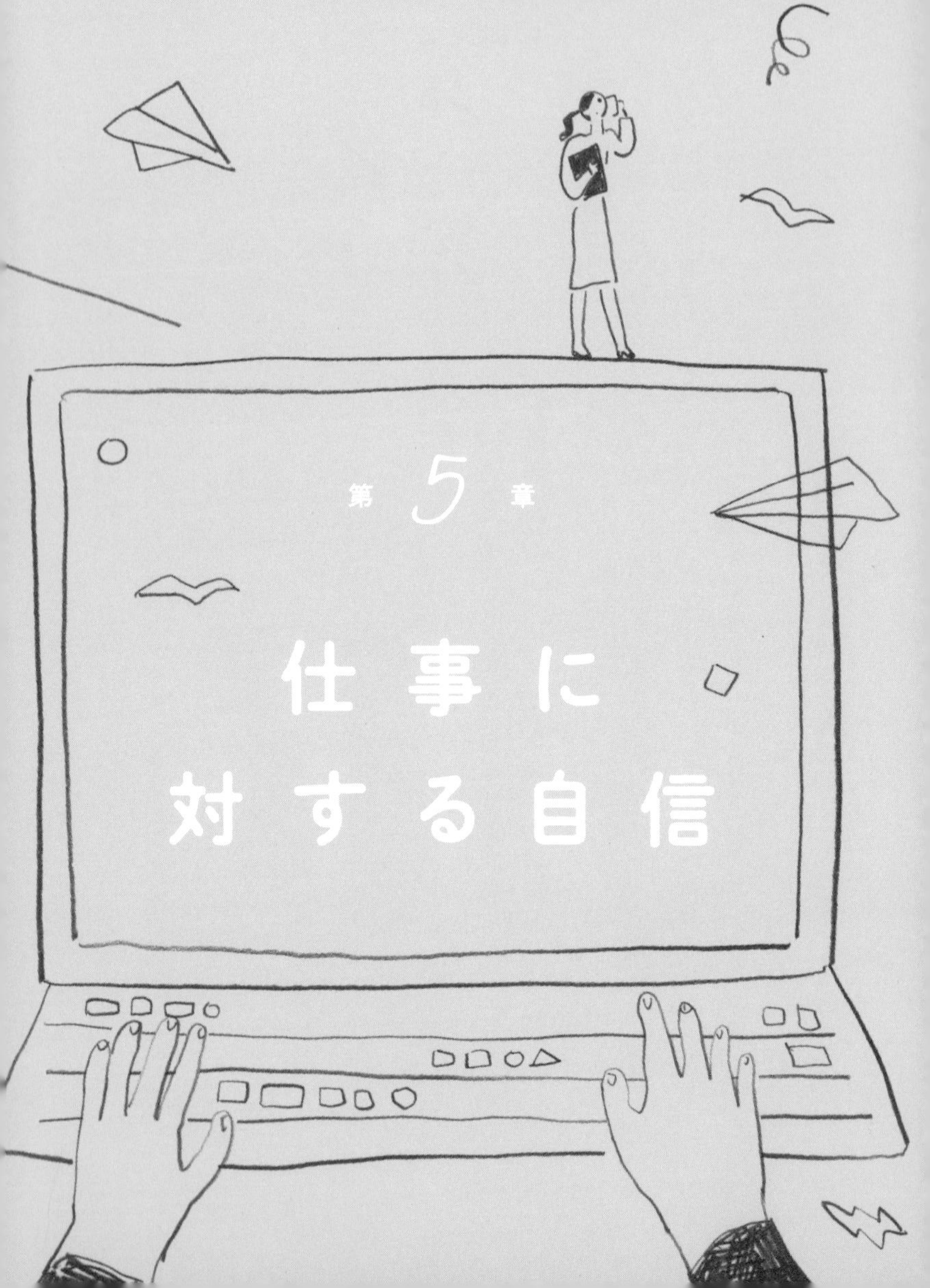

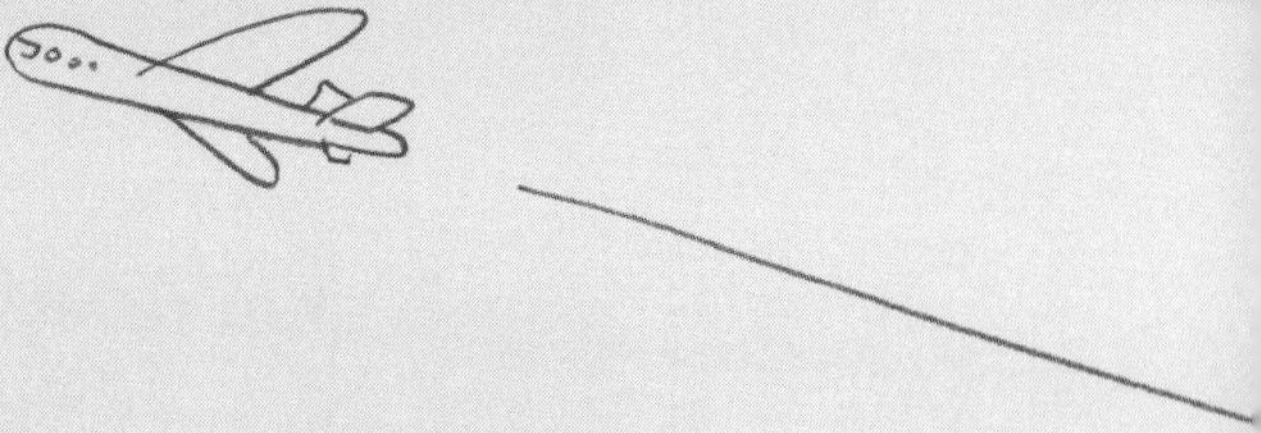

たくさんの人が、人生の多くの時間を
仕事に費やしています。
それどころか、労働時間のほうが
睡眠時間より長いという人も
いるでしょう。

仕事に対する自信をもつことは
とても大切です。
昨今では、正社員の雇用が減り、
短期契約や非正規雇用、派遣、
フリーランスの人が増えています。
そうした情勢の中、
「自信溢れる態度」を身につけることは、
間違いなく武器になります。

自信をもっている人には
立ち直る力、そして困難や
不確実な状況を生き抜く力があります。
そのため、長期的な成功を
手にすることができるのです。

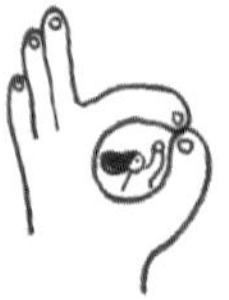

「仕事に対する自信」はなぜ必要なのか？

仕事に対する自信は、次のことを行うために不可欠です。

- 仕事に就くこと
- 仕事を通じて学び、仕事を続けること
- 契約内容、賃金、条件について交渉すること
- 労働条件の変更、産休や育児休業などを申請すること
- 面談、評価、査定について意見すること
- 能力が上がったり、昇進したりするにつれて自分の役割を広げること
- 対立、意見の不一致、苦情に対処すること

自己肯定感と仕事

自己肯定感が低い人は、やりがいのない、つまらない仕事を選ぶことがあります。

自己肯定感や自信を高めようと努力することで、自分自身を広い視野でとらえられるようになります。そうすれば、少しぐらいリスクを冒してでも、新しい課題に取り組めるようになるのです。

多くの仕事では、新しいスキルを身につけることや、慣れない分野に挑戦することが求められます。

新しいことを学び、仕事がうまくいくたびに、自己肯定感と自尊心が高まります。

間違いや失敗ですら、「学びの機会」ととらえることができるでしょう。

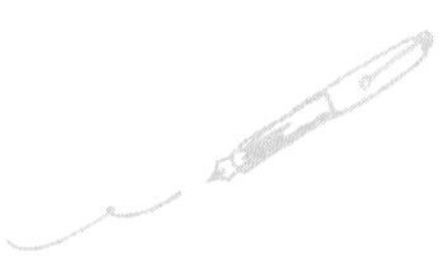

仕事中のセルフケア

私たちは、自分が「雇用される価値のある人間」であることを証明しなくてはならないと思い込み、職場での要求には何でも応えようとします（たとえ、その要求が無理難題だとしても）。雇用主から言われたら、どんなに大きなリスクを負うことや危険なことでさえ行うかもしれません。

私たちは「労働時間と生産性は比例する」と考えるふしがあります。しかし、実際はその逆で、多くの研究結果から「労働時間が長いほど生産性は下がる」ことがわかっています。つまり、仕事をしながら心身の健康状態を良好に保つには、セルフケアがとても重要なのです。

体と心の健康

体と心の健康状態を良好に保つには、仕事中のセルフケアが不可欠です。ここでは、必ず実践してほしいセルフケアをいくつかご紹介します。

・定期的に休憩をとる
・快適な職場環境と適正な労働条件を確保する
・健康的な食事を心がけ、定期的に水分補給をする
・必要に応じて、適切な防護具を身につける
・勤務時間を守る
・自然光を浴びる（屋外で休憩をとるなど）
・職場でいじめや誹謗中傷があれば、必ず報告する

仕事に対する自信を築く

私たちにとって「仕事」とは、収入源であると同時に、頭の中を占領し、地位や目的を与えてくれるものでもあります。

多くの人が何となく就職したり転職したりするために、その仕事は自分が本当にしたいことなのかどうか、確信をもてずにいます。

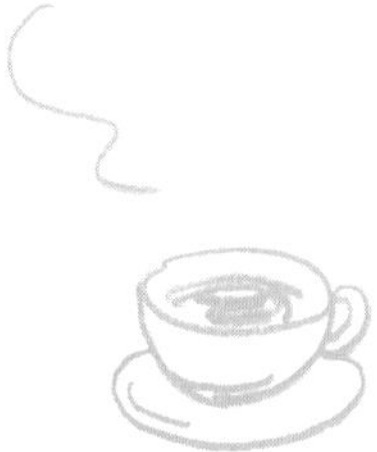

いつだって進路を変更したり、勉強をし直したりすることができるということを忘れないでください。

そうする場合は、新しい人生のステージがうまくいくよう、ライフコーチやカウンセラーからアドバイスをもらってもいいでしょう。

あなたは自営業を営む、または起業することを選ぶかもしれません。

知らない世界に飛び込むには、助言やサポートを受けることが大切です。

ほとんどの場合、仕事に就いてすぐに出世することは難しいでしょう。どんなに優れた能力をもっていても、実務経験が乏しいからです。そのため、どうしても自信がなくなりがちです。

それでは、仕事に対する自信を身につけるために、あなたができることは何でしょうか？　その答えを見つけるには、続きをお読みください。

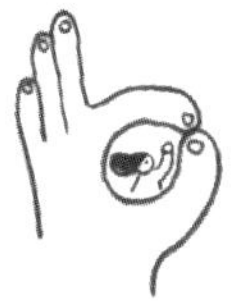

成功に向けて準備を整える

仕事を探しているときや、新しい分野に挑戦しようとしているときには、前もっての準備が必要です。まずは、あなたに求められているものが何なのかを調べましょう。自分がもっているスキルを一覧にし、そこに足りないものについて考えてみます。必要に応じて、講座を受けたり、本を読んだりして新しいスキルを身につけましょう。見習いとして経験を積んだり、ボランティアをしたりするのもいいでしょう。**経験は自信を生みます。**そのうえで就職の面接を受ける際は、その業界についてさらに勉強し、万全の状態で臨みましょう。あなたの努力は、面接官にも必ず伝わります。

自分や自分の経験を偽ってはいけません。履歴書や経歴書はわかりやすく書きましょう。端的にポイントを明確にします。

自分の長所と短所を知っておきましょう。自分の「できること」「できないこと」「好きなこと」「嫌いなこと」を知っておくことが、自信につながります。

雇用主ならば、自分のことをよくわかっている人のほうが、そうでない人よりも「雇用したい」と思うでしょう。

自己を認識することは、実際に仕事をするうえでの強みになります。

目標を高く設定する

仕事への恐れを和らげる一番いい方法は、目標を高く設定することです。

多くの人は仕事で追い詰められたり、忙しさに押しつぶされたりすることを恐れています。

しかし、サポートや研修を受け、一歩ずつ前に進めば、あなたは自分が思っている以上のことを成し遂げることができます。

何かを成し遂げることは、自信につながります。

なお、女性は男性に比べると、目標を低く設定しがちです。前述したように、男性は自分の価値やスキル、能力を過大評価するのに対して、女性は過小評価する傾向があるからです。

目標を高く設定すれば、あなたは自分が思っている以上のことを成し遂げられるでしょう。少なくとも、目標を低く設定したとき以上のことは成し遂げられるはずです。

また、インポスター症候群（74ページ参照）に陥る人は少なくありません。インポスター症候群に陥った人は、「他人から見られる自分」と「本当の自分」は違うのではないかと不安になり、「本当の自分」を他人に見抜かれることを恐れます。

もしかすると、あなたは自分に能力や経験が足りないと思っているかもしれませんが、「私なら通用する」というフリをすれば、実際に通用する、あるいはそれ以上の成果を出せるかもしれません。

「実際にうまくいくまでは、うまくいっているフリをする」

これはとても重要であり、そうすることであなたの自信は非常に深まります。

「ポジティブ思考」をもつ

あなたは職場でさまざまなことに悩まされていたり、昇進やチャンスを逃したと感じたりしているかもしれません。

そんな場合は、自分の気持ちをはっきりと的確に、しかし攻撃的にならずに伝えられるようになることが重要です。

自分が妥当な評価を受けていないと感じたら、声を上げましょう。ただし、その声がまわりに届くよう、適切な方法で伝えなければなりません。

要望は、あくまで冷静に伝えましょう（伝える過程で文句を言ったり、不当な扱いを我慢したりしてはいけません）。

ネガティブ思考をポジティブ思考に変えると、仕事に対する自信が湧きます。

「私にはどうせできない」→「私にも試してみることはできる」
「絶対にうまくいかない」→「どうすればうまくいくだろう？」

私たちは、仕事のネガティブな側面に意識を向けることに、たくさんの時間や労力を費やしてしまいます。しかし、仕事のポジティブな側面に意識を向けると、さらなる躍進を遂げ、自信をつけることができます。

あなたの雇用主や同僚だって、ポジティブな人と一緒に働きたいと思っているはずです。

また、仕事をしていても、求職中であったとしても、あなたはきっと、あらゆるかたちで「拒絶」に直面するでしょう。そのとき、あなたは自分の願いがかなわなかったという事実を受け入れなくてはなりません。

つらい感情を受け入れて前に進むことで、あなたは自信と強い決意をもって、新たなことに取り組めるのです。

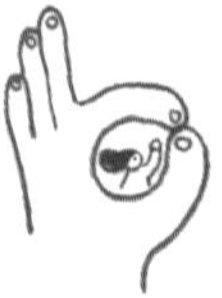

仕事における線引き

職場では「明確な線引き」が必要です。同僚や雇用主との付き合いに適切な線引きをするのはもちろん、仕事とプライベートの線引きも大切です。

仕事仲間との付き合いに明確な線引きをするというのは、職場では仕事の話だけをし、自分のプライベートについて話しすぎないよう心がけるということです。また、所定の労働時間を大幅に超えたり、家に仕事をもち帰ったり、仕事に関する情報を外部の人間に漏らしたりしないということでもあります。

明確な線引きをすれば、あなたは自分の信頼感の高さと責任感の強さを自覚し、仕事に対する自信を深めることができるのです。

デジタル機器から離れる

多くの人がパソコンに向かって忙しく作業をし、十分な休憩をとることができず、心と体をボロボロにしてしまっています。そのうえ、仕事を離れても四六時中スマートフォンやタブレット端末などを操作しています。

あなたもそうではありませんか？

心の平静を取り戻すには、情報端末などのスイッチを切り、デジタル機器から離れる時間（ダウンタイム）を設けることが重要です。

「四六時中連絡がつくようにして、頭を働かせていなくてはならない」と思い込んでいる人もいます。その責任感は素晴らしいものですが、ご安心ください。実際には、誰か一人が抜けたとしても仕事はまわります。ですから、自分にも休憩は必要なのだということを忘れないでください。

堂々と休むことができるというのは、その人にとって大きな強みです。

2分間セルフケア

27
舌のストレッチ

Energizing exercise

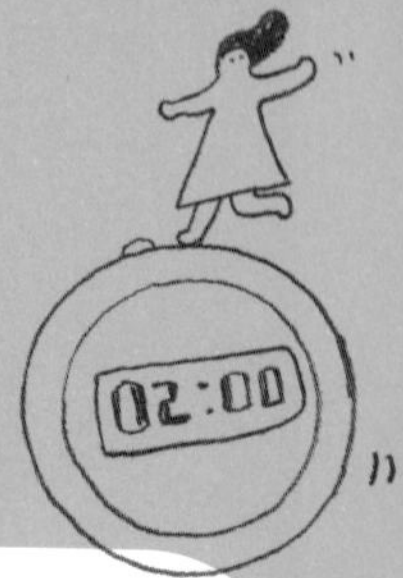

仕事中にひと息つきたくなったらやってみてください。自分のデスクや仕事場でこっそりとできます。また鏡に向かってやってみるのもいいでしょう。

舌先を下前歯の裏に当てます。舌を前方に向かって押し出し、顎の力を抜きます。舌先が少しつぶれるはずです。舌を前方へ押し出し、顎の力を抜くと、どのような感じがするでしょうか?

2分間セルフケア

28
まわりを見る

Calming exercise

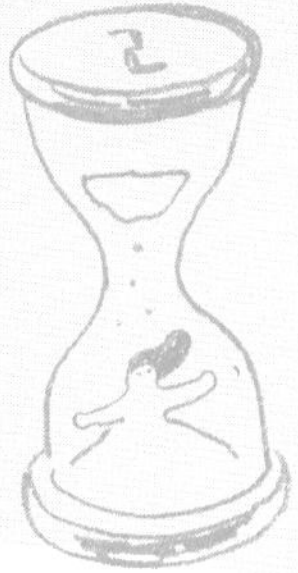

私たちは日々何かに気をとられていたり、スマートフォンやパソコンに夢中になったりしていて、気の休まるときがありません。

次にバスや電車を待つ機会や何らかの列に並ぶ機会があれば、「今」に目を向けてみましょう。

そうすると、何が見えますか？

まわりの人を見渡し、彼らの顔や着ている服に注意を向けましょう。

木々や空、そしてあなたを取り巻く風景の色に意識を向けましょう。

たった数分でいいので「今」に集中し、あらゆる情報を自分にインプットしてください。

深呼吸を数回したら、活動を再開しましょう。

2分間セルフケア

29
丁寧な食事

Practical exercise

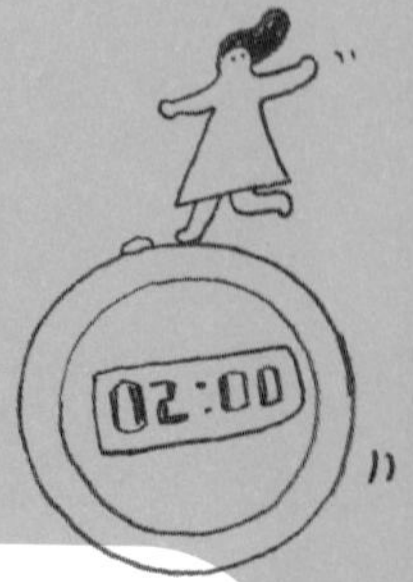

私たちは仕事に追われながら、急いで食事をとることがしばしばあります。

本来、食事は時間をかけて楽しむものです。慌てて食べたり、スマートフォンやパソコンの画面を見ながら食べたりするのは、とても不健康なことです。

お皿を使い、食事をきれいに盛り付け、少しずつ食べるようにしましょう。

ゆっくりと噛み、味わいましょう。

お腹がいっぱいになったら、「私は満腹だ」と自覚してください（食べることに意識を向けながら食事をとると、食べ切る前にお腹がいっぱいだと感じることはよくあります）。

そして、お腹がいっぱいになったらそれ以上食べるのをやめ、あとで食べるために残しておくか、誰かとシェアしましょう。

「満たされる」という感覚を楽しんでください。

2分間セルフケア

30
最高の自分をビジュアル化する

Visualization

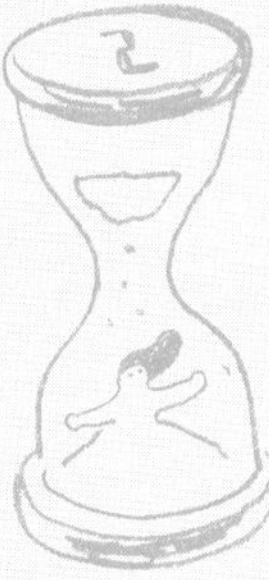

楽な姿勢で椅子やソファに腰掛けるか、ベッドに横たわりましょう。

目を閉じて、本当にやりたい仕事をしている自分の姿を思い描いてください。

どんな服を着ていて、どんな態度をとっていて、どんな状況に置かれているのか、細部まで丁寧に想像します。

想像の中のあなたは、恵まれた環境の中で、本当に好きな仕事をして、称賛や支援を受けています。成功している自分の姿を思い描いてください。

やりたいことをやっている自分の姿を想像できたら、やりたいことを半分達成したようなものです。

このように、成功した自分の姿をなるべく頻繁に想像することは、自信をつけるのに役立ちます。

2分間セルフケア

31
りんごの皮むき

Practical exercise

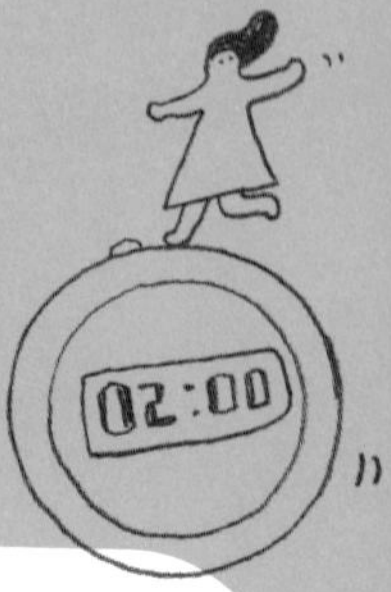

りんごの皮をむきましょう。

途中で切れずに1枚の長い皮となるよう、上のほうから丁寧にむいていきます。

包丁をなるべく皮の表面近くに当て、りんごを持っているほうの手を動かし、りんごを回転させながらゆっくりとむいていきます。

むき終わると、1枚の長い皮になるはずです。

「りんごの皮むき」は高度なスキルが求められ、満足感を得られる行為です。むき終わった皮は食べてもいいし、干してお茶に入れてもいいでしょう。

2分間セルフケア

32

「今」に集中する

Practical exercise

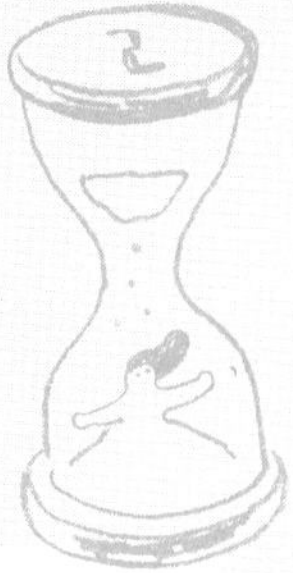

私たちは過去を思い出してくよくよする、終わったことを後悔する、そして未来への不安を抱く（しかも大変なことばかり想像する）ことに気をとられがちです。

できるだけ「今」に意識を向けるようにしましょう。今日しなければならないこと、そしてやり遂げる必要のある目の前の課題に集中します。

「先々の計画を立てるな」と言うわけではありませんが、「今、この瞬間」に意識を集中させるのです。そして、今やらなくてはいけないことを一覧にして、面倒なことから順に手をつけましょう。

2分間セルフケア

33 意識を集中して ただ「座る」

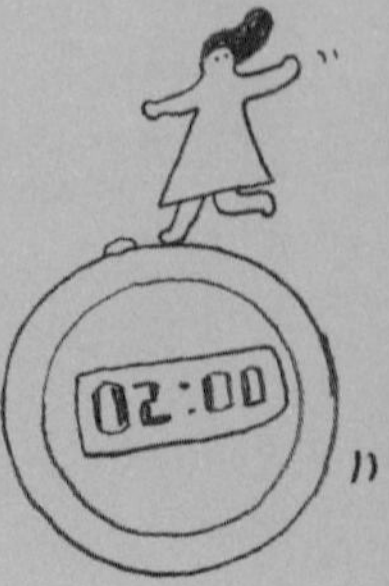

Practical exercise

背もたれのある椅子に座る時間をつくってください。

足を腰幅に開き、両足を平行にして床につけます。手は椅子のひじ掛けに置くか、太ももの横に垂らしてください。

目をつむります。

あなたの背中、肩、お尻が椅子に支えられている感覚に意識を向けます。足の裏で床の感覚を味わってください。

深く息を吸い、ゆっくりと吐きましょう。

太ももの横に垂らしたり、ひじ掛けに置いたりしている「手」に意識を向けます。「背中」にも意識を向け、引き続き椅子に支えられている感覚を味わってください。しっかりと支えられている感覚、そして支えられることによる安心感を味わいましょう。安心感を抱いたまま、ゆっくりと息を吸い、ゆっくりと吐きます。これを数分間繰り返したら、目を開けます。

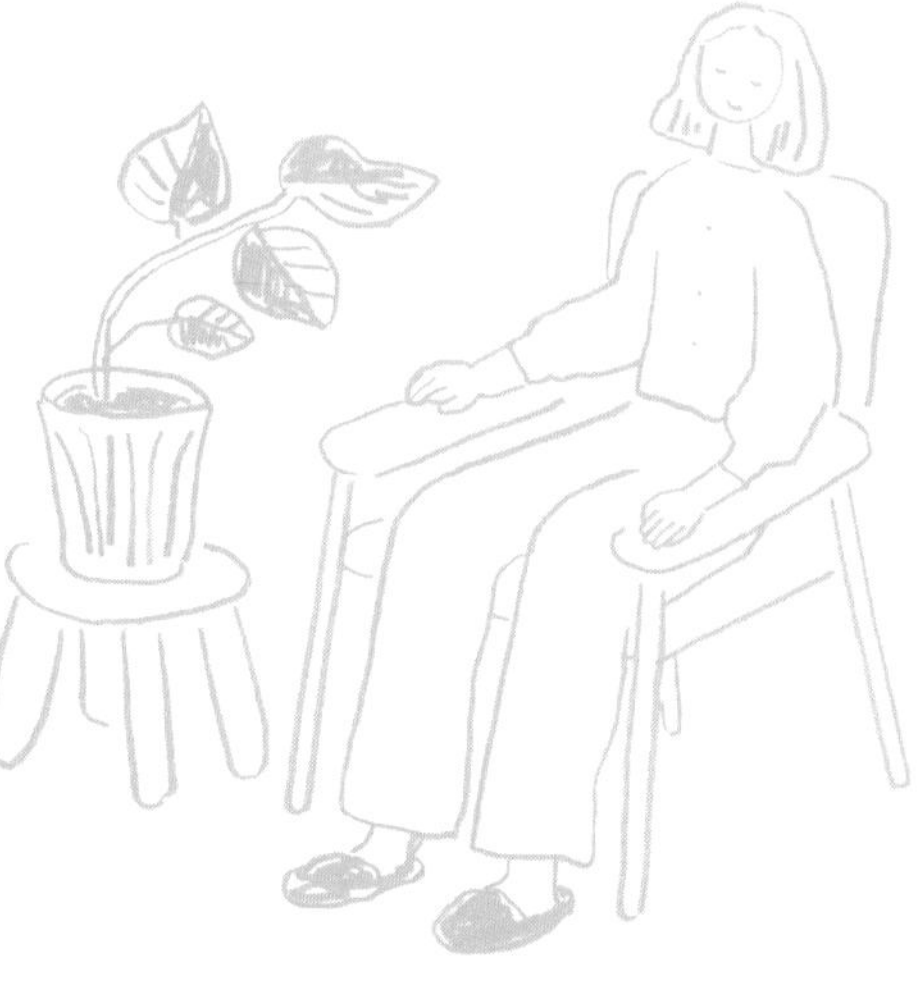

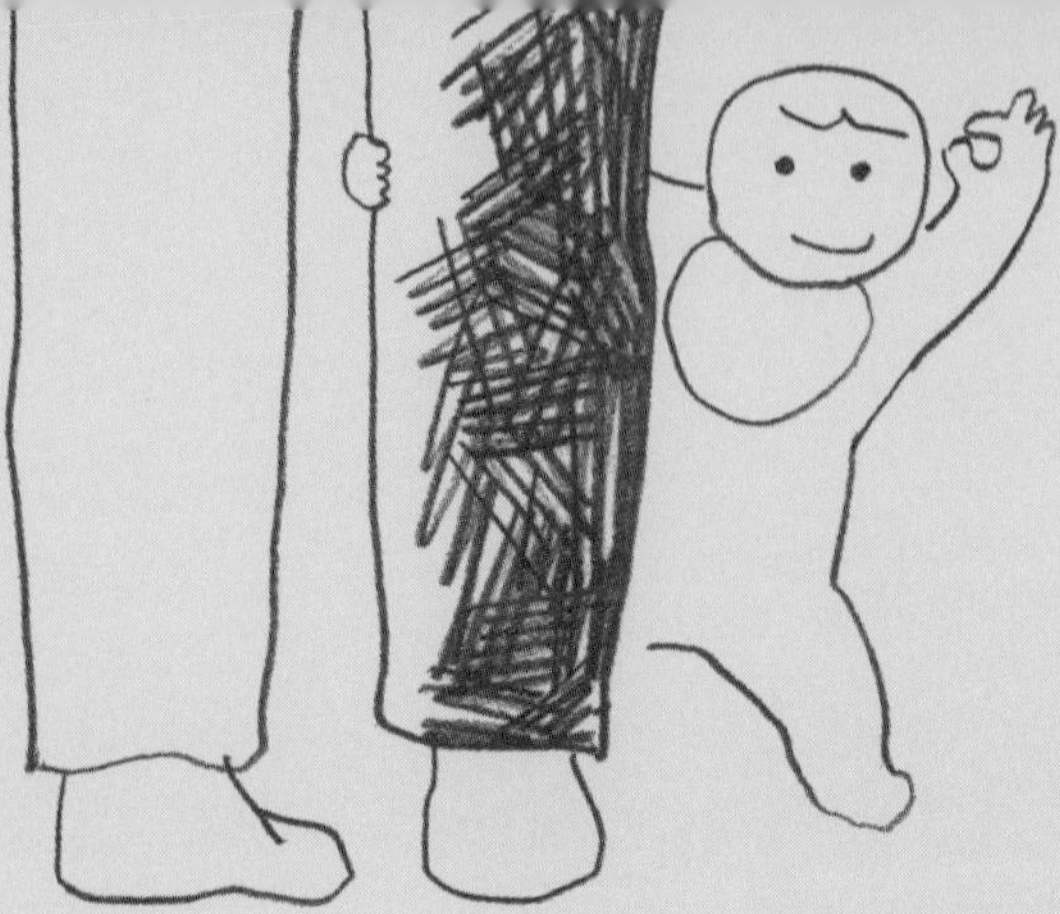

第6章

子育てに対する自信

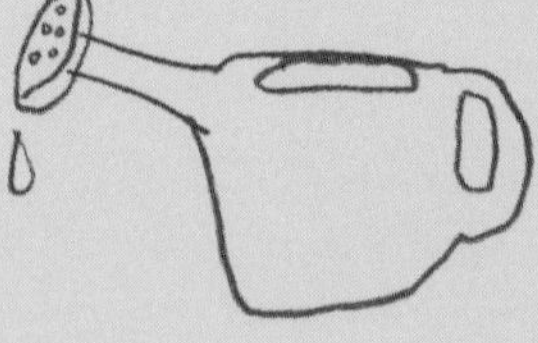

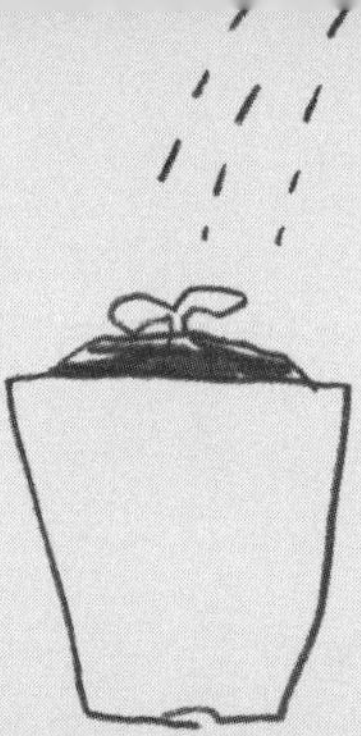

子育てについて考えたとき、
多くの人は次のような
疑問を思い浮かべ、不安を感じることでしょう。

私は良い親になれるのだろうか?
どうやったら、するべきことがわかるのだろうか?
どのようなサポートを受けられるのだろうか?
私には親としての資質があるのだろうか?
誰かと協力したほうがいいのだろうか?
経済的にやっていけるのだろうか?
私には十分な忍耐力があるのだろうか?
私は「子ども」という存在を
理解しているのだろうか?
どうすれば仕事を続けられるのだろうか?
生活のバランスを保つことができるのだろうか?
ライフスタイルを変えられるのだろうか?

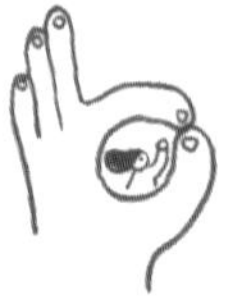

「子育てに対する自信」とは何か？

「子育てに対する自信をもてない」という問題に直面する親は少なくありません。その理由に、自分自身の資質や親としての能力、そして子どもへの責任に対する自信のなさが挙げられます。

特に、自分の親が良いお手本ではなかったという人は、こうした自信をもつことを難しく感じるでしょう。そして、自信をもてない結果、自分の子どもに対して極端に放任主義になったり、極端に厳しくなったりしてしまいます。

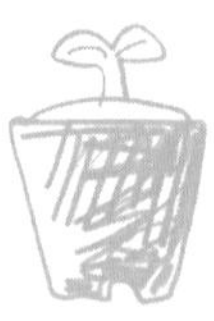

自己効力感

「自己効力感」とは、1970年代に心理学者のアルバート・バンデューラが提唱した概念です。

自己効力感：何かを実現するための行動を整理および実行する
能力が自分に備わっていると信じること

これは子育てに対する自信にも大きく影響し、2005年にさらなる研究を行ったリナ・カルダヒ・バドルは次のように定義しています。

子育てにおける自己効力感：
自分には子どもを育て、子どもを理解する能力が
備わっているのだと「親」が思い込むこと

つまり、子育てに対する自信とは、「自分は育児に関するさまざまなタスクに対処できる」と信じることなのです。

親の性格と子育ての関係

自信をもてない人が親になると、自分の子どもを甘やかして放任するか、逆に、子どもがすることに対して過剰に反応して厳しくしすぎる傾向があります。

自信をもって育児ができるかどうかは、その人の性格が大いに関係しています。つまり、包容力があり、精神的に安定し、チャレンジ精神があり、思いやりがあり、他人に親身になることができ、さらに外向的であるかどうかが、関わってくるのです。

親であるあなたが不安を抱き、意志が弱く、慎重になりすぎると、自信をもつことは難しいでしょう。

自信がある親には、次のような特徴があります。

・決定力をもちながらも、子どもを支配しない

・一貫性がありながらも、意固地にならない
・頭の中が整理されていながらも、神経質ではない
・自発的でいながらも、孤立しない

現代における子育て

今は、かつてないほど子育てが大変な時代です。家を離れて長時間仕事をしなくてはならない親が多いからです。

子どもを保育園などに預け、仕事と家事を両立させることは、親の負担が大きく、簡単ではありません。

さらに、多くの人は実家から離れた場所で子育てをしています（離れた街どころか、離れた国に住んでいることもあるでしょう）。

実家のサポートが期待できないとなると、多くの親は（経験が浅いほど）孤立感を覚え、子育てに対する自信をもてなくなってしまいます。

万全の準備

子どもを迎えてからのストレスを軽減するために、親は「誰が外で働くか」「誰が家事をするか」「家事や育児をどのように分担するか」について、なるべく詳しく、事前に話し合っておくことが重要です。

こうした準備が足りなかったことが原因となり、子どもを迎えてから「誰がオムツ替えや皿洗いをするか」をめぐってケンカする夫婦は少なくありません。

また、お金に関する問題も非常に重要なので、パートナーとできるだけ本音で話し合っておいてください。特に、一方または両方の収入が減る場合、ローンや借金がある場合、あるいは保育料などの支払いがある場合、お金について話し合っておくことが大切です。

夫婦の関係がギクシャクし始めたら、今後についてどうするべきか、なるべく穏便に話し合ってください。その時点でカウンセラーなど、プロの手を借りて、平和的な解決策を探るのもいいでしょう。

一般的に、親というものは、死ぬまでわが子の親であり続けるものです。そのため、問題が発生したときに解決策を見つけるということは、とりわけ子どもにとって良いことなのです。

子どもにルールを設ける

子どもに干渉することと、子どもを支配することは違います。決して支配してはいけません。毅然とした態度でルールを設けながらも、意固地にならないように気をつけてください。

子どもはしっかりとルールを守りながらも、自立しなくてはなりません。自信がある親は、自分の直感を信じ、必要に応じて他人の言葉を受け入れることができます。

親にかまってもらえず、ルールを設けられず、まったく口出しをされなかった子どもは、不安を覚えます。自分がどう行動したらいいのか、わからないからです。

親がルールを設け、干渉すれば（独裁的や攻撃的になってはいけませんが）、子どもは子どもらしくしていられます。子どもは「お父さんやお母さんがちゃんと受け止めてくれる」と感じ、安心して自分の気持ちを伝えられます。

精神的に不安定で、一度決めたことをコロコロと変えたり、気分屋だったりする親をもつ子どもは、自分の立場がわからなくなり、不安を覚えます。

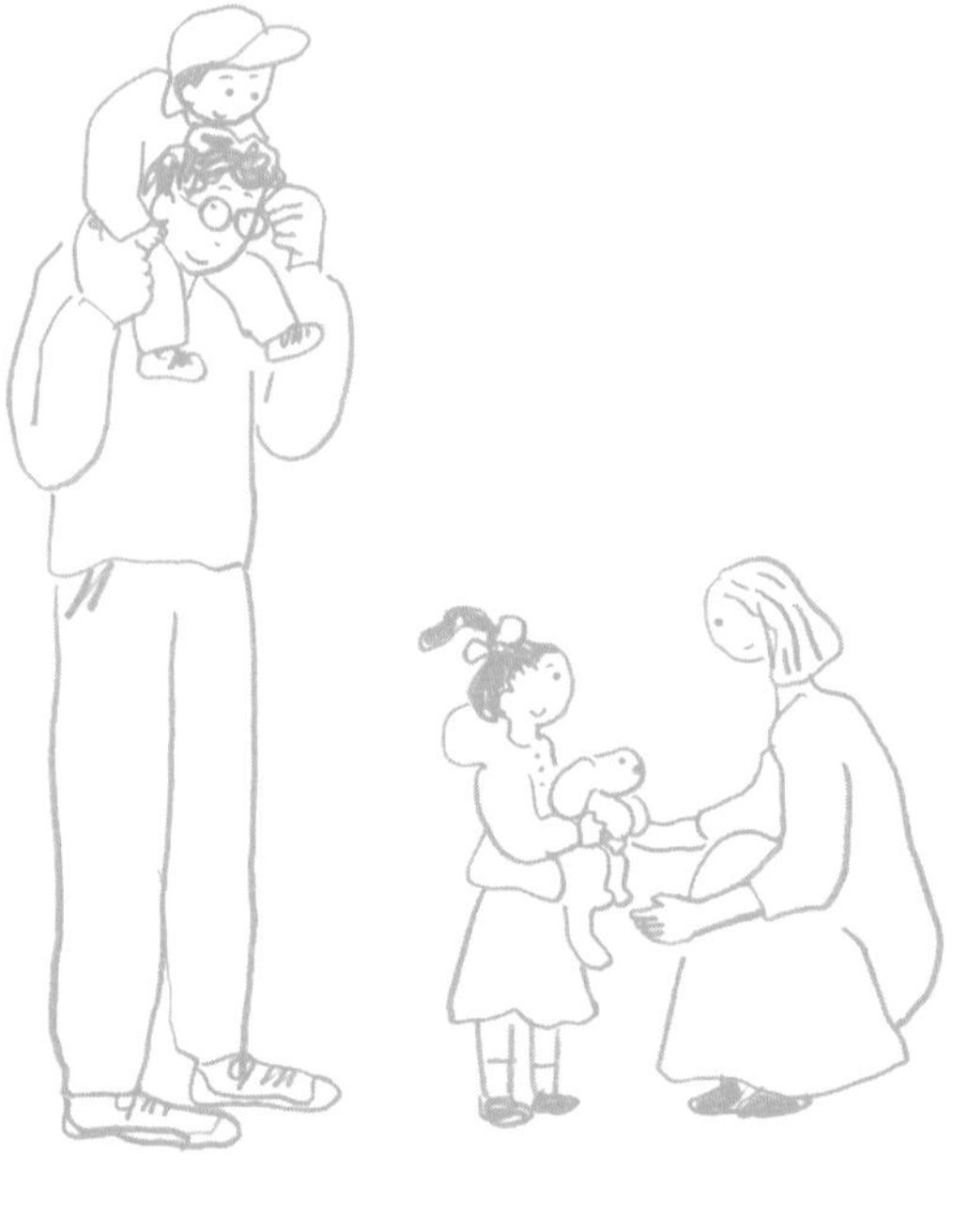

自己効力感

高い人	低い人
■ 困難なことにも進んで立ち向かう ■ 何かをやり遂げ、大変な状況を耐え抜くために必要な努力をする	■ 自分に自信がなく、強い不安状態にある ■ 困難なことを避ける

子育て

適している人	適していない人
■ 子どもの要求に気がつき、しっかりと向き合う ■ 子どもの教育や成長に積極的に関与する ■ 子どもの要求に応えるのがうまい	■ 自己肯定感が低い ■ 薬物やアルコールに依存していることが多い

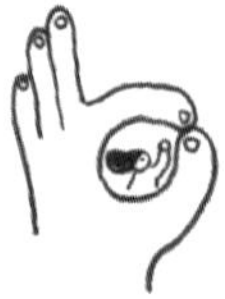

ほどよい子育て

ほどよい親になるというのは、親と子ども両方の幸せのために大切です。

【ほどよい親とは？】

■子どもに対して極端に厳しくまたは甘くせず、子どもの成長を見守り、個人として子どもの成長をサポートする

■「完璧な人間などいない」と考え、子どもが抱える不安や問題に気づき、子どもが困っているときには手を差しのべる

子どもが悩んだりもがいたりするのは、決しておかしなことではありません。そうしたときに、自分の不安や気持ちをコントロールできるようになることは成長の一つです。

親もまた、自分の機嫌、怒り、不安、信条、そして期待をコントロールできるように努力しなくてはなりません。

親の幼少期の経験が子どもに影響を与えることは多々あります。それがポジティブな経験であれば問題ありませんが、ネガティブな経験だと、心理的ダメージを招くことがあります。

親が自分自身と向き合い、自分の子育てを見直し、ポジティブ思考を身につけようとすることで、満ち足りた、自信のある子どもが育ちます。

親が自分の子育てに自信をもっているほうが、家族関係はうまくいきます。子どもは親を手本にするからです。

ほどよい親になる方法

完璧な親などいません。どんな親だって失敗することはあります。自分の実家から離れて暮らしている親は特に、子育てをしながら学んでいくものです。

ただし、次に紹介する3カ条を意識すれば、より良い、子育てに適した、自信がある、自己効力感の高い親になることができます。

1 子どもを気にかけて危険から守ってやり、子どもの心身の安全を確保するために明確なルールを設ける
2 子どもの健康を発達面、精神面、身体面でサポートできるように、子どもと関わり合う
3 子どもの成長と発達をサポートすることで、子どもの学習能力を高める

これらに加えて、子どもの良い行いは褒め、悪い行いはなるべくさせないようにしましょう。

そして、いつでも子どもが親に話しかけられる雰囲気をつくっておきましょう。話しかけられたら、子どもを責めたり、批判したり、過剰に反応したりすることなく、耳を傾けます。

また、自分自身が子どもにとって良いお手本でいられるよう心がけましょう。

親のセルフケア

子どもがいても、夫婦だけで過ごす時間を忘れてはいけません。月に一度、デートに出かけてもいいでしょう。

その際は、信頼できる家族や友達に頼んだり、ベビーシッターを雇ったりして、子どもの面倒を見てもらってください。

もし預けることが難しい場合は、子どもを寝かしつけたあとで、夫婦だけの時間を楽しみましょう。

親だって、定期的に二人きりの時間をつくって、ひと息つくことが大切です。子どもが求めてくることに応えるのと同じように、自分たちが求めていることを満たすのも重要です。

協力して子育てをすること

多くの人は、子どもに責任をもつ前に、子育てに関する基本的な信念や問題について話し合うことをしません。結果として、子どもを迎えてから口論や行き違いが頻繁に発生してしまいます。

親になる前、あるいは親になってからでもいいので、トラブルの解決方法をパートナーと一緒に考えておきましょう。

子どもの前でケンカをしたり、意見が合わないことを大きな問題に発展させたりしないでください。お互いにヒートアップし、問題が行き詰まってしまったら専門家に相談してみましょう。

あなたが積極的に学び、失敗をし、自分をいたわり、必要に応じてサポートを求める姿勢をもてば、子育てに対する自信は徐々に深まっていきます。

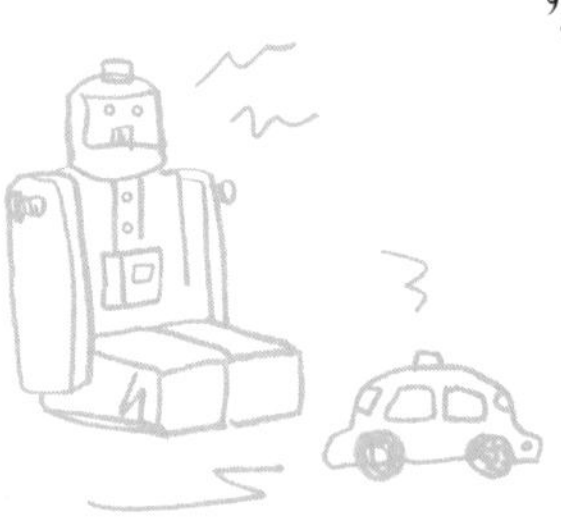

2分間セルフケア

34

親になった自分をイメージする

Visualization

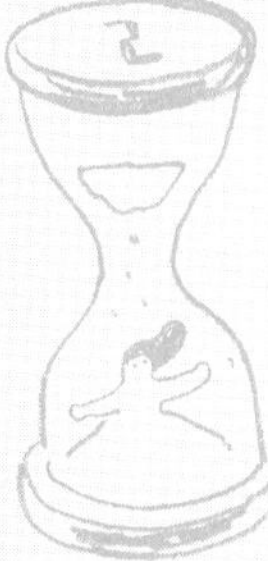

あなたが、いずれ子どもをほしいと思っているのであれば試してください。

静かな場所を見つけ、横になるか、椅子に座ってください。

目を閉じて、親になった自分の姿をイメージします。想像の中のあなたは、子どもと手をつなぎながら緑豊かな小道を歩いたり、子どもを抱っこしながら子守唄を歌ったりしています。イメージを膨らませ、親になった自分の姿を想像することを楽しんでください。

目を開いて、気持ちの変化に意識を向けてみましょう。

2分間セルフケア

35

肩まわし

Energizing exercise

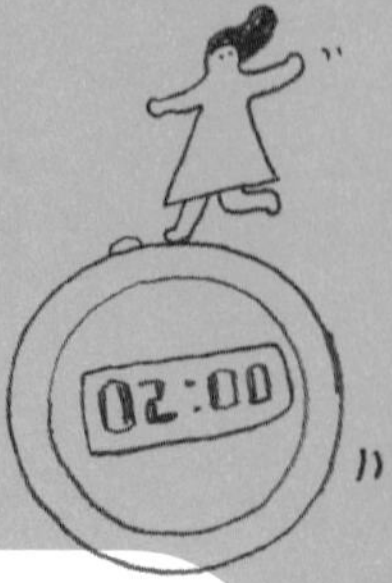

緊張していると感じたら試してください。

両足を腰幅に開いて、立つか座ってください。

両肩を耳に近づけるようにもち上げ、後ろに向かってまわします。

そうすると、ポキポキと音が鳴るかもしれません。

これを6回繰り返したら、今度は後ろから前に向かって、反対方向にまわします。

息を深く吸って、吐きましょう。

2分間セルフケア

36

ティータイムのマインドフルネス

Calming exercise

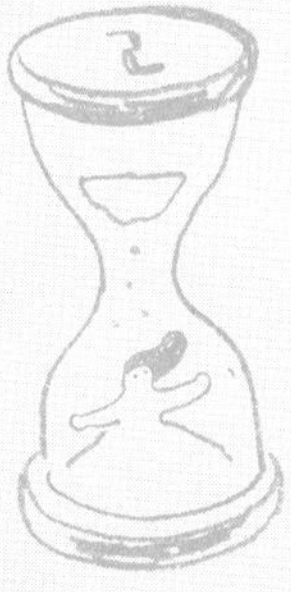

紅茶やコーヒーを淹れるときは、数分かけて自分が「何を」「どうやって」しているのか、一つひとつの動作を意識しましょう。

まず、お気に入りのカップを用意します。

紅茶やコーヒーを注ぐときに立つ湯気に意識を向けてください。カップに広がるコーヒーや紅茶の色味や香りを楽しんでください。

お好みでミルクを足し、紅茶やコーヒーの色が変化していく様子に注目します。

一口飲み、味わってみましょう。他のことは一切せず、紅茶やコーヒーを淹れることだけに集中してください。

2分間セルフケア

37
動物の赤ちゃんに癒やされる

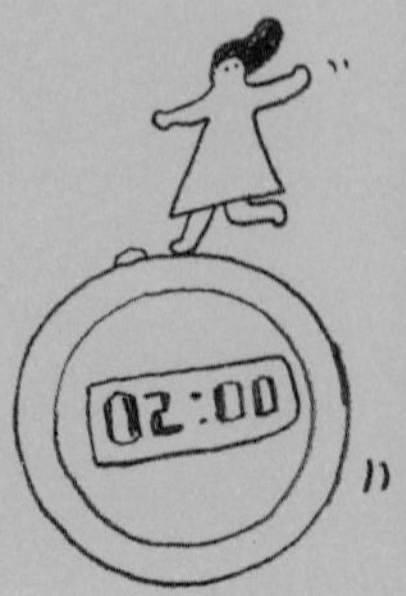

Calming exercise

しばらくの間、スマートフォンや雑誌で動物の赤ちゃんの写真を眺めてみましょう。

小さな動物の姿を見ることで、多幸感をもたらすエンドルフィンの分泌が促進され、心が満たされます。

可能であれば、猫や犬の赤ちゃんを撫でてみましょう。柔らかい毛の感触、撫でたときの反応、そして別の生き物と触れ合う感覚を楽しんでください。

2分間セルフケア

38 ダンスで自己解放

Calming exercise

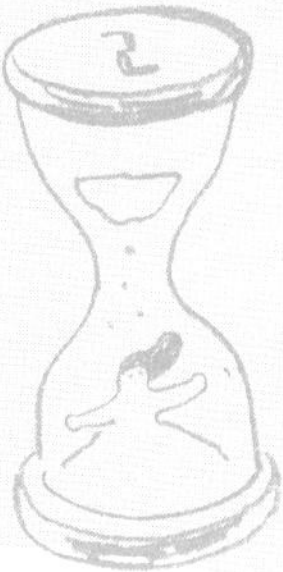

誰もいない場所を見つけて、お気に入りの音楽をかけ、小さな子どもがそうするように自分を解放しましょう。

部屋中を踊りまわり、思い切りふざけ、ビートに合わせて腕や脚を動かしてください。いろいろな動きを混ぜたり、試したりしてもいいでしょう。

体を動かすのはとても良いことであり、それによって血液に酸素が送られます（特に、1日の大半を座ったりじっとしたりしていた、あるいはストレスを感じていたという人にはうってつけです）。

好きなだけ羽目を外し、音に合わせて体を動かす感覚を楽しんでください。

2分間セルフケア

39

クッションに倒れ込む

Calming exercise

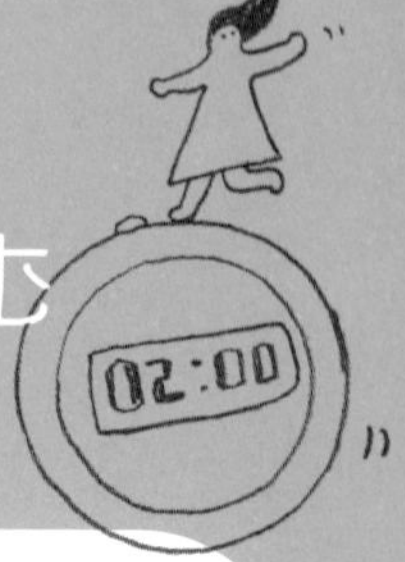

クッションを山積みにしてください。もしビーズクッションや大きめの枕、あるいは布団があれば、それらを山積みにしてもいいでしょう。

そうしたら、クッションの上に倒れ込みます。

クッションに体重を預け、力を完全に抜いてください。

起き上がったら、再びクッションを山積みにし、その上に倒れ込みます。

これを2、3回繰り返し（もちろん、安全性には十分に注意してください）、心と体を休ませてあげましょう。

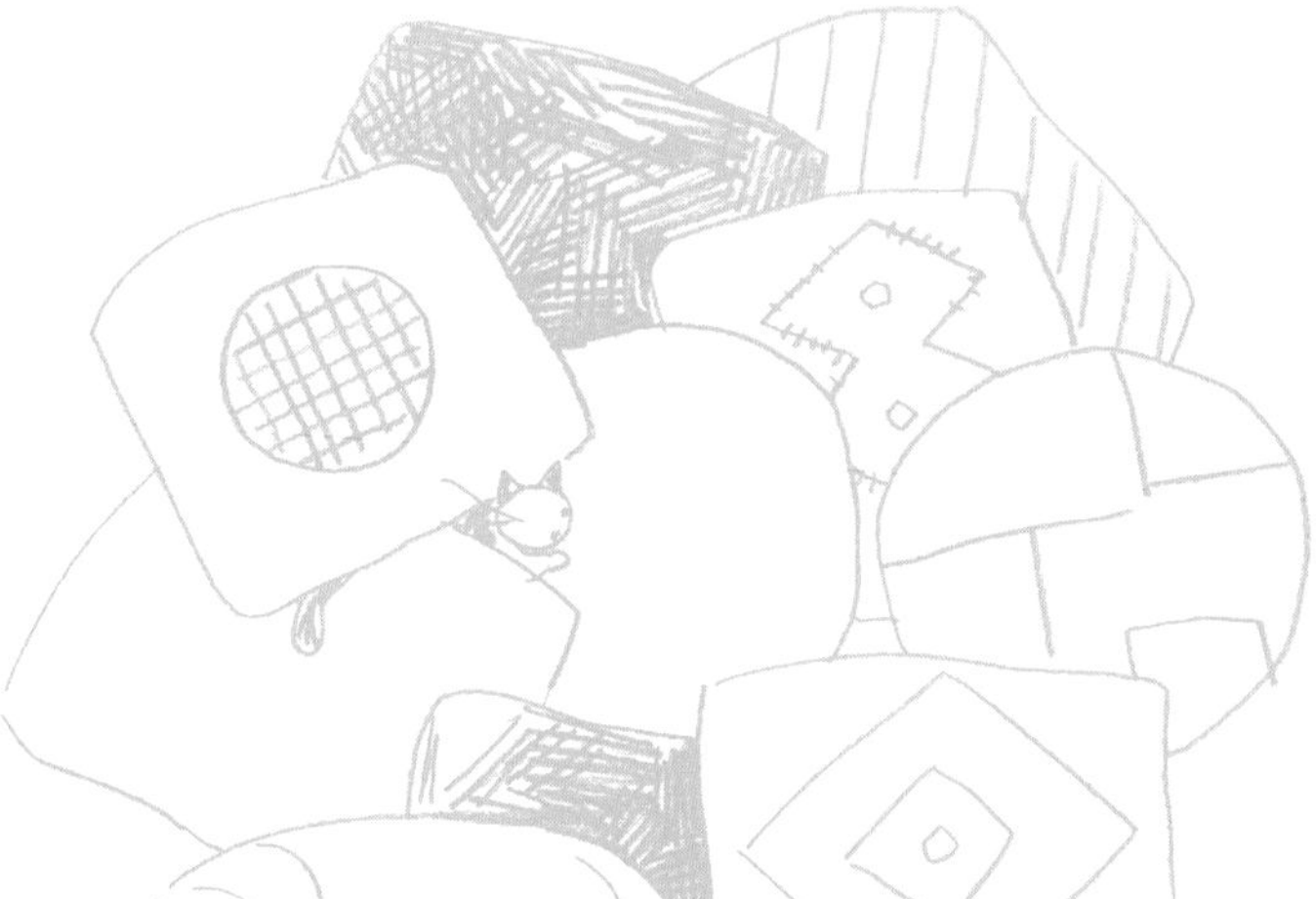

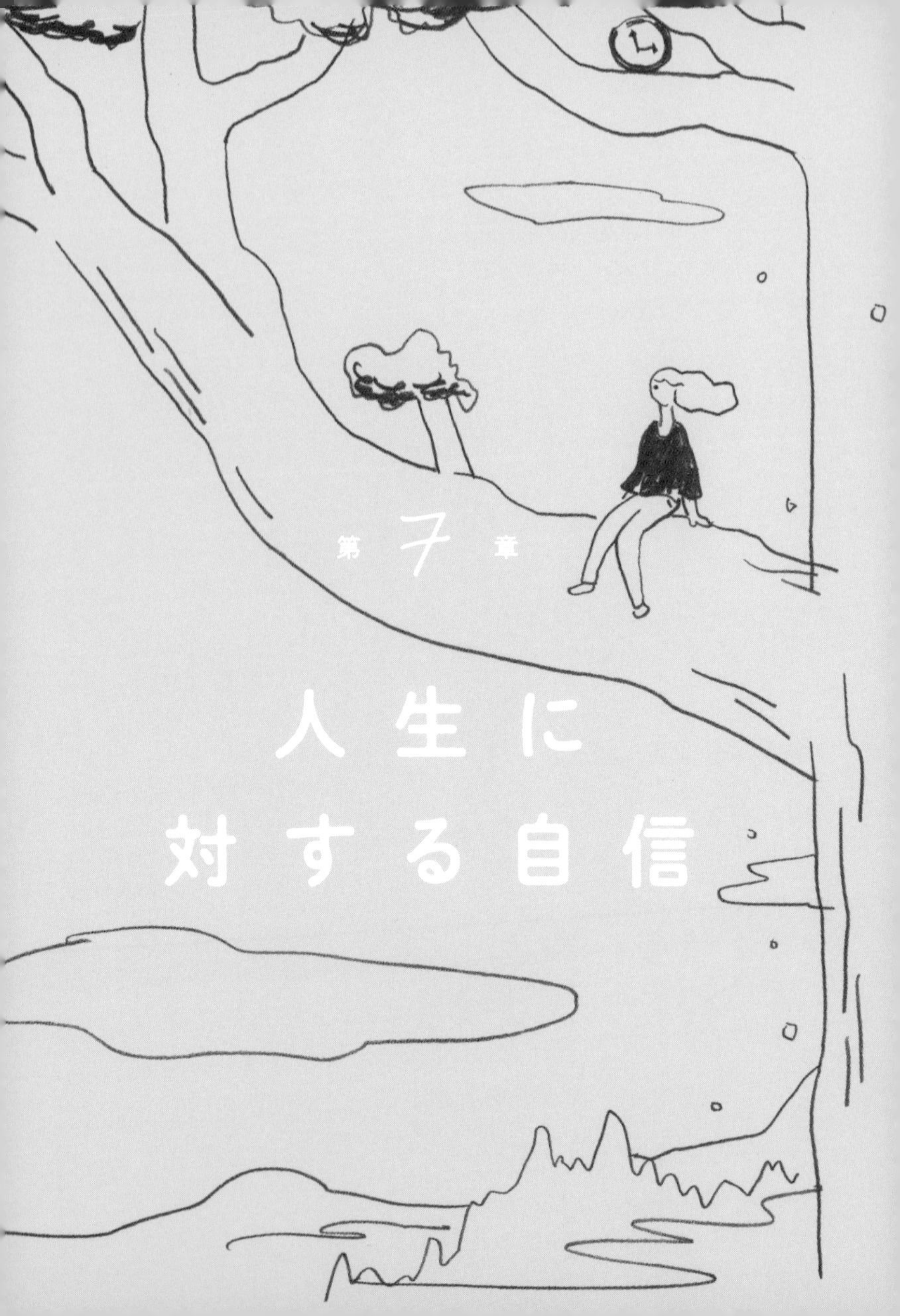

第7章 人生に対する自信

自信に満ち溢れ、堂々としている自分を
想像してください。

元気で過ごせることに感謝しながら
目を覚まし、その日に起こるかもしれない
どんな試練にも立ち向かう覚悟が
できている自分を思い描きます。

想像の中のあなたは、
前日に言ったことを後悔していたり、
今日やらないといけないことに
取り組むかどうかで
悩んでいたりしません。

想像の中のあなたは、職場にいる
気難しい人とも楽にやりとりし、
メモを見ないで厄介な
プレゼンテーションを行い、
どこへ行っても落ち着いていられます。

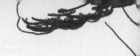

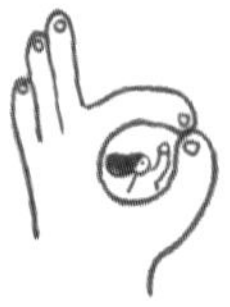

どんなときも「最高の自分」でいる

誰に会おうと、どんな目で見られようと、ありのままの自分を心地良いと思えたら、どんな気分でしょうか？

落ち着いて、冷静で、リラックスした状態で、新しいことに取り組んだり、いちかばちかの挑戦をしたり、誰かをデートに誘ったり、昇給や昇格について上司に交渉したり、知らない人に話しかけたりする自分を想像してください。

あなたはどのような状況にあっても、人生への自信をもつことができます。

かたちから自信をつくろう

誰かと会うときに自分に満足できる状態でいることは、自信をもつための最良の方法です。そして、自分に満足した状態をつくり出すには、自分の容姿を気にかけることが重要です。つまり、衛生面に気をつかい、身だしなみを整え、きちんとした服を着ましょう。「容姿を気にかける」とは、何も高級なファッションアイテムに大金をつぎ込んだり、化粧品売り場で散財したりすることではありません。自分を大切にし、正しく扱うことです。

自己肯定感や自信を高めるには、清潔感を意識し、身なりを整え、その場にふさわしい服装をすることが重要です。

「出かける前にそんな余裕なんてない」というのであれば、目覚まし時計のアラームをいつもより少し早い時間にセットして、シャワーを浴びたり歯を磨いたりする時間を設けましょう。

人生に対する自信をつけるための
10のステップ

1. **自信は意識して身につけられることを頭に入れておく**
あなたは自信を身につけることができ、努力をすれば必ず前に進めます。

2. **自己肯定感を高める**
自分を好きになり、自分を大切にするほど、自信がつきやすくなります。

3. **失敗から学ぶ**
どんな困難も学びの機会だととらえましょう。自分で自分の傷を癒やし、立ち直り、経験から学ぶことが重要です。

4. **セルフケアを大切にする**
自己肯定感と自信を高めるために、自分をいたわりましょう。

5. **必要なときにはサポートを受ける**
心理療法士やライフコーチの手を借りたり、友達や同僚に相談したりすることは、恥ずかしいことではありません。

6. **有能なフリをする**
有能なフリをすれば、徐々に自信がついてきます。

7. 知識を増やす

わからないことをわからないと認め、学んでいきましょう。

8. 自分に必要なものを追い求める

勇気を出し、自分に必要なものや自分が欲しているものを追い求め、冒険しましょう。そうすれば、より上を目指せるようになります。

9. ポジティブ思考でいる

自分やまわりの人に対してポジティブ思考でいましょう。そうすれば、あなたはより自信に満ちた、幸せな気持ちになることができます。

10. 自分を優先する

自分を優先することと自分勝手であることは違います。他人の面倒をみるには、まずは自分の面倒をみられなくてはなりません。たとえば、飛行機が緊急事態に陥ったとき、酸素マスクが他の人よりも先に、あなたの前に降りてきたとします。このとき、まずは自分自身の安全を確保しなくては、他人を助けることもできません。

自分を思いやる

体調が悪いときは自分をいたわり、必要に応じて病院を受診すること、怪我をしたら治療を受けることは、いずれも必要なことです。

しかし、多くの人はそうしたセルフケアを後回しにしがちです。


自分を大事にし、かけがえのない存在として扱ってください。

自分が苦しんでいることを誰にも言わず、不調に気づかないフリをし、痛みを我慢することは、自分をないがしろにすることです。

セルフケアを怠るということは、自分を思いやっていないということです。そして、自分を思いやることができない人は、他人に優しくすることも難しいでしょう。調子が悪いときには、自分をいたわる時間をつくり、自己破壊的にならず、痛みを我慢しないことが大切です。


もしあなたの体が神聖な祭器（祭事に用いる器具）だとしたら、その中に恐ろしい有害物質を入れようと思いますか？

たばこ、ジャンクフード、アルコール、薬物などは間違いなく避けるでしょう。また、生まれたての可愛いらしい赤ん坊に、こうした有害物質を与えようとも思わないはずです。

そういったものは、自分自身にも与えないようにしましょう。

こうした悪習慣は、あなたの心身の健康を害し、パフォーマンスを低下させ、自信を損なわせます。

良くないと自覚しながらも悪習慣を続け、二日酔いで日々の業務にあたっていると、自己肯定感が低下します。

自分を大切にするということは、うぬぼれることとは違います。自分が「元気である」という事実を大切にすることです。

ほどよい自分に満足する

現代の「完璧至上主義」を受け、多くの人は不完全である自分を認識し、自信をもてずにいます。

そもそも、人間とは不完全なものであり、そのこと自体には何の問題もありません。

それにもかかわらず、私たちは肉体的、精神的、感情的、社会的、そして経済的に完璧であることへの圧力にさらされています。

しかし、完璧な自分になるということは、現実には不可能です。ほどよい自分でいられれば、それで十分です。

「完璧でなくてはならない」という呪縛から解放され、自分らしくあることを楽しみましょう。

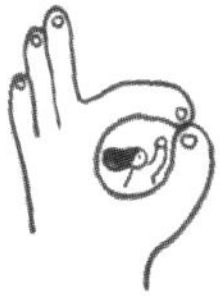

自信を積み上げる

レンガの壁をつくるように、自信を積み上げていきましょう。

しっかりした土台をつくるには、一つのレンガも欠けてはいけません。壁の高さに関係なく、均衡やまとまり、そして強度を保つには、土台を地面にしっかりと設置することが必要です。

これから紹介する手順に従って、自信をつけるために必要な「土台」を築いていってください。

自己破壊行為をやめる

人は恐怖を感じると、本来の目的からはずれた行動をとりがちです。たとえば「本当は仕事の応募書類を取りに行きたいのに、気がついたら飲み屋にいた」なんてことがあるかもしれません。そのほかにも「恋人がほしいのに、デートをすっぽかした」なんてこともあるでしょう。

自分が本気で成功したいのかどうかについて、自分の気持ちに正直になり、自己破壊的になるのをやめましょう。

失敗を前向きに受け入れる

多くの人が「失敗は許されない」と感じていて、失敗を恐れるあまり挑戦することをやめてしまいます。

試験で不合格になった、仕事を失った、デートや他人との会話がうまくいかなかったなど、苦い経験をすると、誰にも見つからない場所に隠れてしまいたくなるでしょう。

しかし、どんな失敗も試行錯誤の過程の一つです。

あなたは失敗したあとで自らの傷を癒やし、立ち直り、再び前を向き、はじめからやり直すことができます。

そのときのあなたは、失敗する前よりも賢さを増し、成功するための準備がより整っている状態になっているはずです。

「私ならできる」という態度

「私ならできる」という態度を身につけることは、自信を築くのに役立ちます。新たな困難に直面するたびに「無理」と言うよりも「やってみよう」と思い、そう口に出して実際に挑戦すれば、あなたはさらに上を目指すことができます。

リスクをじっくりと考慮したうえで、賢明な判断として「無理」と言うのであれば、問題ありません。

しかし、あまり考えずに「無理」と言っておきながら、挑戦すれば良かったと後悔したことはありませんか？

「私ならできる」という態度を示せば、あらゆる経験に対して自信をもてるようになります（たとえ、それが失敗体験であったとしても）。

少しずつ前に進む

多くの人は、その場しのぎの自信を一朝一夕で身につけたいと思ってしまいます。しかし、自信とは、そういうものではありません。

自信は、小さな一歩を積み重ねることで、ゆっくりと、しかし着実に築いていくものです。

新しいスキルを身につけようとするとき、あるいは新しい仕事や恋人を探そうとするとき、あなたは恐怖や不安、ストレスを抱き、自信の欠如を経験するかもしれません。これらは人間にとって自然な感情です。

もし、こうした感情を抱いたとしても、目標に向かって少しずつ前に進んでください。つまり、こうした感情を受け入れながらも、挑戦し続けるということです。

リスクを考慮し、冒険する

自信があれば、あなたはリスクと向き合って冒険することができます。リスクを正確に想定したうえで挑戦することは、その人の成長につながり、さらなるチャンスをもたらすことがあります。

自信をもって未知の世界へ足を踏み入れたとしても、うまくいくとは限りません。それでも、自信をつけたあなたは、結果に関係なく挑戦し続けることができるでしょう。

日常生活における自信

日常生活の中で自信を身につけるには、常に不安を抱えて生きるのではなく、「今」を生きることが大切です。そのためには、世の中に関わり、他人とつながり、それらを楽しむことが重要です。そうすることで「私はここにいていいんだ」「私は生きていていいんだ」と気づくことができます。

自信をつけるために傲慢または失礼な態度をとったり、他人をけなすことで自分の評価を上げたり、話をとんでもなく誇張したり、偽のペルソナ（嘘の人格）をつくり出したりしてはいけません。

自信を維持する

自信とは、私たちの背中をそっと押してくれる、魅力的かつ穏やかなものです。

自信をつけるということは、力が湧いてくる透明のマントを身にまとうようなものです。

自信を維持するためには、次のことを毎日実践しましょう。

- ネガティブ思考や自己批判をやめる
- 自分自身とじっくり向き合う
- 「私ならできる」「必ずやり遂げる」などのポジティブ思考を身につける
- 「やってみよう」と口に出し、実際に挑戦する
- 本来素晴らしい存在である自分を大切に扱う
- 過去ではなく、今を生きる

2分間セルフケア

40

力強くポーズを決める

Energizing exercise

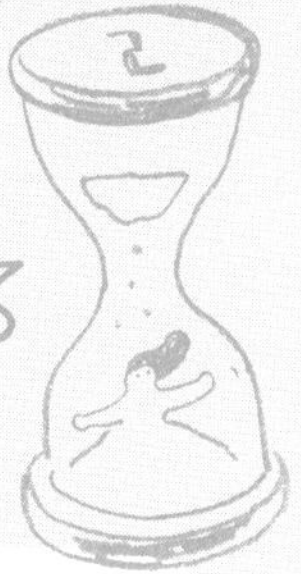

両手を腰に当て、足を腰幅に開き、首を伸ばし、顎を少しだけ前に突き出して立ってください。頭をまっすぐの状態に保ち、肩や膝の余分な力を抜きましょう。ワンダーウーマンやスーパーマンになったつもりで行ってください。

力強いポーズをとり、悠然とかまえます。

その姿勢をしばらくキープしたら、次に両手を腰から離し、腕を真横に広げ、1分間キープします（1から60までカウントしましょう）。真横に出した腕が徐々に遠くへ引っ張られていくようなイメージで行います。

ある研究によると、力強いポーズをとると血中にテストステロン（パワーがみなぎるホルモン）が分泌され、そのポーズを2分間キープするとコルチゾールと呼ばれるストレスホルモンが減少するとされています。

2分間セルフケア

41
「私は元気いっぱい！」

Energizing exercise

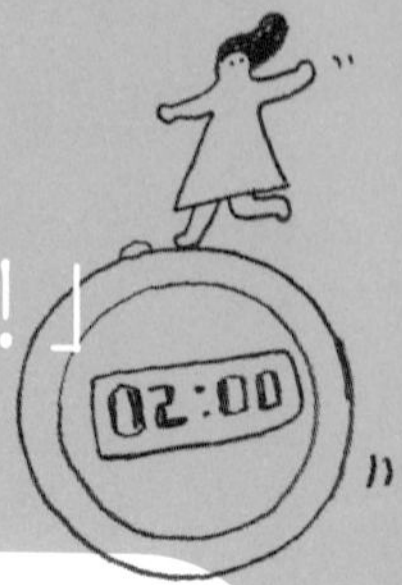

誰もいない場所で、壁掛け鏡を覗き込んでください（なければ手鏡に顔を映してもかまいません）。
笑顔を浮かべ、明るいトーンで言いましょう。

「私は元気いっぱい！」

徐々に声のボリュームを上げながら、この言葉を6回繰り返してください。
ジャンプしながら、あるいは活発に動きながら言ってみてもいいでしょう。
このように、自分を奮起させ、自分を肯定すると、どのような気分になりますか？

2分間セルフケア

42

チャイルドポーズ※で癒やされる

Relaxing exercise

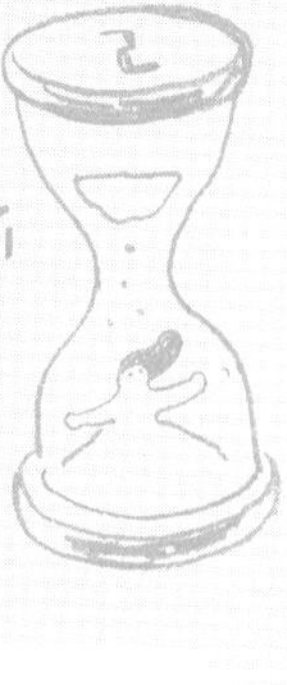

心に余裕がないと感じたら、静かなスペースを見つけましょう。

まず、正座の姿勢になります。

次に、前方の床に沿って両腕を伸ばしていき、その上に頭を重ねるようにしてください。

腕に頭を重ねたまま、かかとに重心を乗せて背中を伸ばします。

このポーズを1分間キープしましょう。

1分経過したら、起き上がって床に座り直し、天井に向かって伸びをしてください。

両手を床につけた先ほどのポーズに戻り、もう1分間キープしたら、リラックスしてください。

※ヨガで行う休憩のポーズ

2分間セルフケア

43

成功の鍵を集める

Energizing exercise

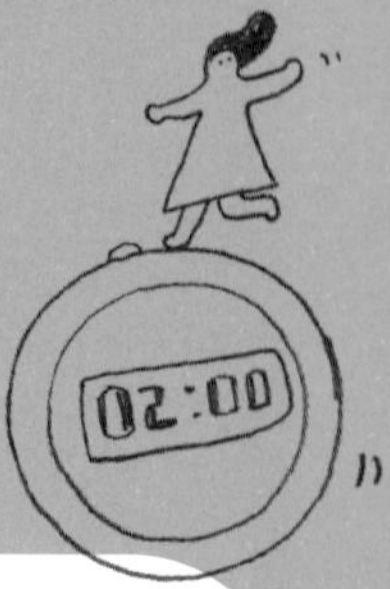

今後の予定で必要となりそうなスキルや知識を書き出しましょう。今後の予定とは、仕事のプレゼンテーションや人と会う約束、あるいは何かの試験かもしれません。

書き出し終わったら、それぞれのスキルや知識について調べ、自分が知らなかった情報を入手しましょう。

これは、あらゆるタスクや状況に対する自信をつけるための大きな一歩です。困難に立ち向かい、成功するために必要な準備に意識を向けましょう（あるいは意識を向けられるようにしてください）。

2分間セルフケア

44

自信をビジュアル化する

Visualization

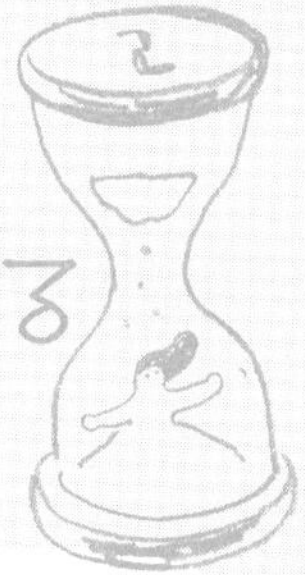

あなたが自信をもつうえで障害となるネガティブ思考を変えるには、クリエイティブ・ビジュアライゼーションやポジティブ・ビジュアライゼーションを行うことが重要です。良い出会いや成功体験を想像することで神経回路が再構築され、あなたの行動や思考が変わっていきます。

自分が理想とする「自信に満ちた私」をなるべく頻繁にビジュアル化してみましょう。

過度に緊張することなく会議で発言したり、言葉に詰まることなく初対面の相手と話したりする自分を想像してください。

このような状況に置かれた自分を具体的に思い浮かべて、気持ちの変化に意識を向けてみましょう。

2分間セルフケア

45

ネガティブは ポジティブに交換

Visualization

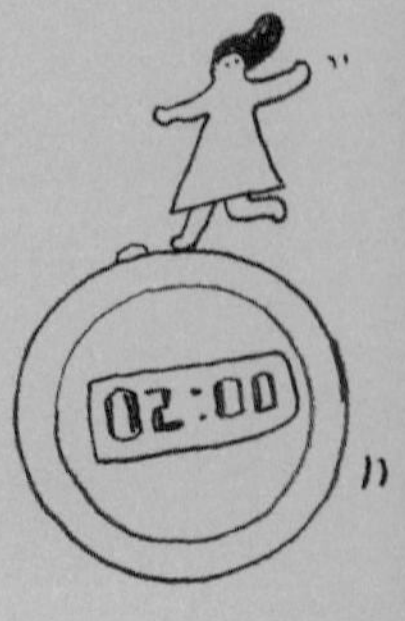

自分に対するネガティブな考えを繰り返しもっていると、埒《らち》のあかない、負のスパイラルに陥ってしまいます。それにもかかわらず、私たちはネガティブな考えをもつことにエネルギーを注ぎ、意識を集中し、それが真実だと思い込んでしまうのです。

ネガティブな考えが浮かんできたらすぐに振りはらい、ポジティブな考えや思い込みに置き換えましょう。

これを続けることで徐々に自信がつき、ネガティブな考えによって精神的に疲弊したり、自分を責めて神経を消耗したりすることがなくなります。

2分間セルフケア

46

自信がある「かのように」振る舞う

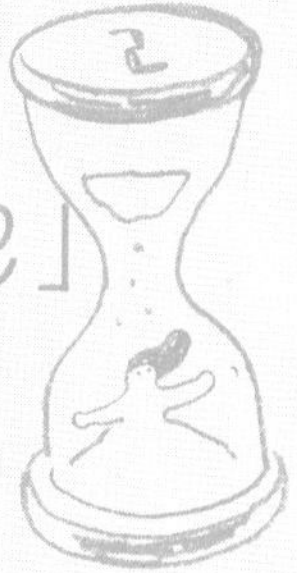

Visualization

自信をもちたいと思っていても、なかなか理想どおりにはいかないものです。それでも、一歩踏み出さなくては何も始まりません。

イマジネーションを働かせて自分の行動を変えれば、自信がある「かのように」振る舞う方法はいくらでもあります。

「私は行動を起こすことができない」と思い込むよりも、自信があるフリをすることで、あなたはさらに上を目指すことができます。

思ったように自信をもてないと感じたときは、自分は自信に満ち溢れ、落ち着いている「かのように」振る舞ってみましょう。

2分間セルフケア

47

「私は、私のままでいい」

Visualization

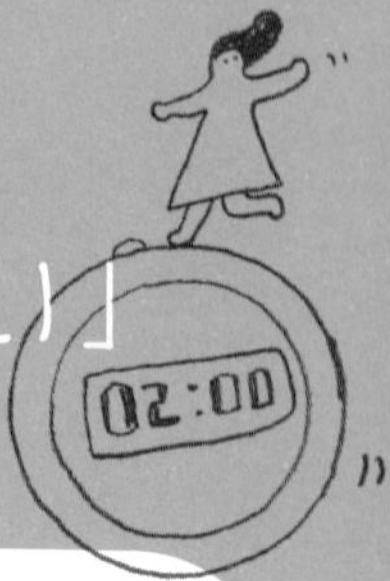

楽な姿勢で座ってください。高い背もたれのある椅子またはひじ掛け椅子があるといいでしょう。立って行う場合は、腕を体の横に下ろしてください。もしくは、お風呂の中で行ってもかまいません。

笑顔を浮かべて、こう言ってみましょう。

「私は、私のままでいい」

どのような気分になりますか?

大好きな人に語りかけるように、温かく、落ち着いたトーンで繰り返してください。気持ちの変化に意識を向けてみましょう。その気持ちをもったまま、1日を過ごしてみましょう。そう、あなたは、あなたのままでいいのです。

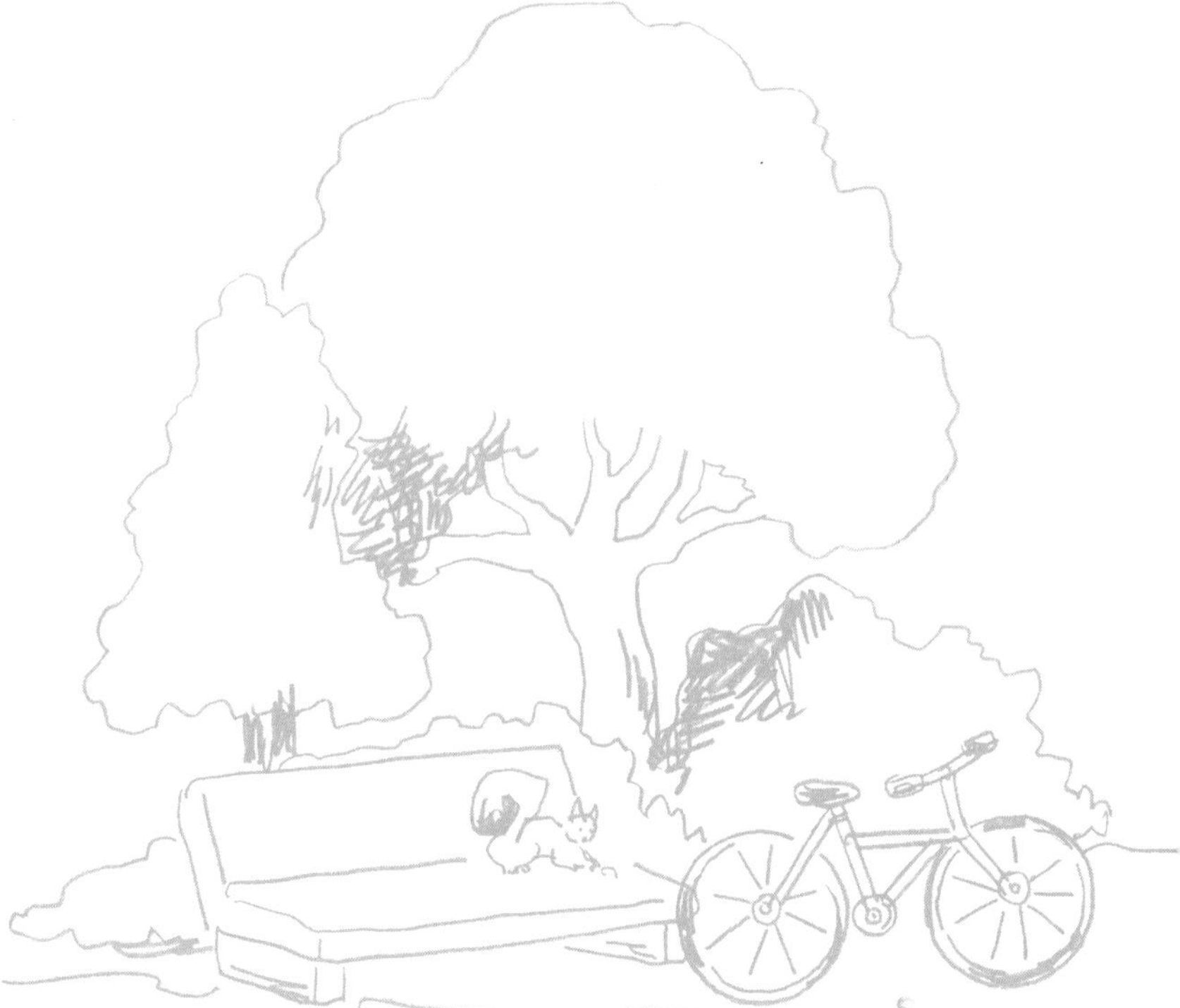

おすすめのリソース

アプリ

Calm（日本語版あり）

The Mindfulness App（日本語版あり）

心理的サポート

Action For Happiness（英国）www.actionforhappiness.org

Barnsbury Therapy Rooms（英国）www.barnsburytherapyrooms.com

British Association for Counselling and Psychotherapy（BACP）（英国）www.bacp.co.uk

City Therapy Rooms（英国）www.citytherapyrooms.co.uk

Counselling Directory（英国）www.counselling-directory.org.uk

Spectrum Therapy（英国）www.spectrumtherapy.co.uk

Welldoing.org（英国）www.welldoing.org

Mental Health America（米国）www.mhanational.org/get-involved/contact-us

Warmlines（米国）www.warmline.org

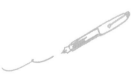

National Alliance on Mental Illness（米国）www.nami.org

Anxiety and Depression Association of America（ADAA）（米国）www.adaa.org

The Trevor Project（米国）www.thetrevorproject.org

Depression and Bipolar Support Alliance（米国）www.dbsalliance.org

National Eating Disorders Association（米国）www.nationaleatingdisorders.org

瞑想／マインドフルネス

Be Mindful（英国）www.bemindfulonline.com/

Breathworks（英国）www.breathworks-mindfulness.org.uk

Mind（英国）www.mind.org.uk

Mindful（米国）www.mindful.org

Samaritans（英国）www.samaritans.org

睡眠

American Sleep Apnea Association（米国）www.sleepapnea.org

Circadian Sleep Disorders Network（米国）www.circadiansleepdisorders.org

Restless Legs Syndrome Foundation（米国）www.rls.org

Narcolepsy Network（米国）www.narcolepsynetwork.org
American Sleep Association（米国）www.sleepassociation.org

自信

ダヴ　セルフエスティーム・プロジェクト（日本）
www.dove.com/jp/stories/about-dove/dove-self-esteem-project.html
The Cybersmile Foundation（米国）www.cybersmile.org
OneLove（米国）www.joinonelove.org
love is respect（米国）www.loveisrespect.org

書籍

"The Mindfulness Journal" by Corinne Sweet, Pan Macmillan, 2014
"The Anxiety Journal" by Corinne Sweet, Pan Macmillan, 2017
"Full Catastrophe Living: How to Cope With Stress, Pain and Illness Using Mindfulness" by Jon Kabat-Zinn, Piatkus, 2013
『マインドフルネスストレス低減法』ジョン・カバットジン著、春木豊訳、北大路書房、２００７年

2分間セルフケア　ブレない私をつくる

発行日　2021年5月30日　第1刷

Author　コリンヌ・スウィート
Translator　佐伯花子（翻訳協力：株式会社トランネットwww.trannet.co.jp）
Illustrator　須山奈津希
Book Designer　坂川朱音（朱猫堂）
Publication　株式会社ディスカヴァー・トゥエンティワン
〒102-0093 東京都千代田区平河町2-16-1 平河町森タワー11F
TEL 03-3237-8321（代表）03-3237-8345（営業）
FAX 03-3237-8323
https://d21.co.jp/
Publisher　谷口奈緒美
Editor　元木優子

Store Sales Company
梅本翔太　飯田智樹　古矢薫　佐藤昌幸　青木翔平　小木曽礼丈　小山怜那
川本寛子　佐竹祐哉　佐藤淳基　竹内大貴　直林実咲　野村美空　廣内悠理
高原未来子　井澤徳子　藤井かおり　藤井多穂子　町田加奈子

Online Sales Company
三輪真也　榊原僚　磯部隆　伊東佑真　川島理　高橋雛乃　滝口景太郎
宮田有利子　石橋佐知子

Product Company
大山聡子　大竹朝子　岡本典子　小関勝則　千葉正幸　原典宏　藤田浩芳
王廳　小田木もも　倉田華　佐々木玲奈　佐藤サラ圭　志摩麻衣　杉田彰子
辰巳佳衣　谷中卓　橋本莉奈　牧野類　三谷祐一　元木優子　安永姫菜
山中麻吏　渡辺基志　小石亜季　伊藤香　葛目美枝子　鈴木洋子　畑野衣見

Business Solution Company
蛯原昇　安永智洋　志摩晃司　早水真吾　野﨑竜海　野中保奈美　野村美紀
林秀樹　三角真穂　南健一　村尾純司

Ebook Company　松原史与志　中島俊平　越野志絵良　斎藤悠人　庄司知世　西川なつか
小田孝文　中澤泰宏　俵敬子

Corporate Design Group
大星多聞　堀部直人　村松伸哉　岡村浩明　井筒浩　井上竜之介　奥田千晶
田中亜紀　福永友紀　山田諭志　池田望　石光まゆ子　齋藤朋子　福田章平
丸山香織　宮崎陽子　青木涼馬　岩城萌花　内堀瑞穂　大竹美和　越智佳南子
北村明友　副島杏南　巽菜香　田中真悠　田山礼真　津野主揮　永尾祐人
中西花　西方裕人　羽地夕夏　平池輝　星明里　松川実夏　松ノ下直輝　八木眸

Proofreader　文字工房燦光
DTP　坂川朱音＋田中斐子（朱猫堂）
Printing　シナノ印刷株式会社

ISBN978-4-7993-2736-4　©Discover21, Inc., 2021, Printed in Japan.

Discover

人と組織の可能性を拓く
ディスカヴァー・トゥエンティワンからのご案内

本書のご感想をいただいた方に
うれしい特典をお届けします！

特典内容の確認・ご応募はこちらから

https://d21.co.jp/news/event/book-voice/

最後までお読みいただき、ありがとうございます。
本書を通して、何か発見はありましたか？
ぜひ、感想をお聞かせください。

いただいた感想は、著者と編集者が拝読します。

また、ご感想をくださった方には、お得な特典をお届けします。